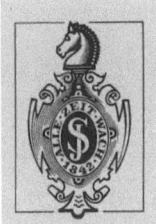

Grundlagen und Erfolgsvorhersage der ambulanten Therapie mit Antidepressiva

Herausgegeben von Michael Philipp

Mit Beiträgen von
K. Aktories V. Beck M. Glocke F. Holsboer
K. Metz M. Philipp R. Scherhag
R. Schmidt

sowie dem Vorwort von O. Benkert

Mit 15 Abbildungen und 13 Tabellen

Springer-Verlag
Berlin Heidelberg New York Tokyo

Herausgeber
Dr. Michael Philipp
Psychiatrische Klinik
Johannes-Gutenberg-Universität
Langenbeckstraße 1
6500 Mainz

ISBN:978-3-540-15717-5 e-ISBN:978-3-642-70650-9
DOI:10.1007/:978-3-642-70650-9

CIP-Kurztitelaufnahme der Deutschen Bibliothek
Grundlagen und Erfolgsvorhersage der ambulanten Therapie mit Antidepressiva /
hrsg. von Michael Philipp. Mit Beitr. von K. Aktories ... sowie d. Vorw. von
O. Benkert. - Sonderausg. für Forum Galenus Mannheim. - Berlin ; Heidelberg ;
New York ; Tokyo : Springer 1985.

NE: Philipp, Michael [Hrsg.]: Aktories, Klaus [Mitverf.]

Das Werk ist urheberrechtlich geschützt. Die dadurch begründeten Rechte, insbesondere die der Übersetzung, des Nachdruckes, der Entnahme von Abbildungen, der Funksendung, der Wiedergabe auf photomechanischem oder ähnlichem Wege und der Speicherung in Datenverarbeitungsanlagen bleiben, auch bei nur auszugsweiser Verwertung, vorbehalten.
Die Vergütungsansprüche des § 54, Abs. 2 UrhG werden durch die „Verwertungsgesellschaft Wort", München, wahrgenommen.

© by Springer-Verlag Berlin · Heidelberg 1985

Die Wiedergabe von Gebrauchsnamen, Handelsnamen, Warenbezeichnungen usw. in diesem Werk berechtigt auch ohne besondere Kennzeichnung nicht zu der Annahme, daß solche Namen im Sinne der Warenzeichen- und Markenschutz-Gesetzgebung als frei zu betrachten wären und daher von jedermann benutzt werden dürften.

Produkthaftung: Für Angaben über Dosierungsanweisungen und Applikationsformen kann vom Verlag keine Gewähr übernommen werden. Derartige Angaben müssen vom jeweiligen Anwender im Einzelfall anhand anderer Literaturstellen auf ihre Richtigkeit überprüft werden.

Vorwort

Die Aufgaben des niedergelassenen Nervenarztes für die psychiatrische Forschung

Wichtige psychiatrische Forschungsfragen, von denen einige im folgenden erläutert werden, können heute nur in Zusammenarbeit zwischen niedergelassenen Nervenärzten und Psychiatrischen Universitätskliniken bzw. wissenschaftlichen Institutionen gelöst werden.
Ein besonders wichtiges Forschungsgebiet für diese Zusammenarbeit ist die *Therapieforschung*. Die langjährigen Verschreibungsgewohnheiten der Nervenärzte in der Praxis können das Fundament für die endgültige Wirkbeschreibung neuer Präparate sein. Ein neuentwickeltes Antidepressivum, das auf Grund theoretischer Vorstellungen über den gestörten Transmitterstoffwechsel bei der Depression in den Laboratorien der pharmazeutischen Industrie entwickelt worden ist, muß sich erst im Alltag des Nervenarztes bewähren. Durch häufige Verschreibungen kann er Vor- und Nachteile im Wirksamkeitsspektrum und fehlende oder vermehrte unerwünschte Wirkungen mit langbewährten Antidepressiva vergleichen. Ein solches Urteil wird auf den Vergleich einer sehr großen Zahl von Verordnungen beruhen und kann damit letztlich dem Urteil klinischer Prüfungen in Universitätskliniken, die sich oft nur auf 10-30 Patienten beziehen, überlegen sein. Allerdings benötigt diese Meinungsbildung durch den Nervenarzt in der Praxis Zeit. Wir haben am Beispiel der langjährigen Verordnung von Sulpirid nicht nur als Neuroleptikum, sondern auch als Antidepressivum auf die wichtige Aufgabe des niedergelassenen Nervenarztes für die Therapieforschung hingewiesen (Benkert u. Holsboer 1984). Dieser Prozeß der langfristigen Beobachtung des Wirksamkeitsspektrums eines Psychopharmakons in der Praxis muß schließlich neben anderen Evaluationsmethoden (Möller u. Benkert 1980) als eine bedeutsame naturalistische Methode der *Evaluationsforschung* in der psychiatrischen Pharmakotherapie angesehen werden.
Im Rahmen der Therapieforschung können auch Fragen der *Dosierung* neu diskutiert werden. Es besteht nämlich, in der Antidepressivaforschung etwa, eine Diskrepanz zwischen der verschriebenen Dosishöhe in der nerven- und allgemeinärztlichen Praxis

mit ca. 50 mg/Tag für trizyklische Antidepressiva (Müller-Oerlinghausen, pers. Mitteilung) und der auf Grund theoretischer Vorstellungen empfohlenen und in den Kliniken auch angewandten Dosis von 150 mg/Tag (Benkert u. Hippius 1985). Diese Dosisfrage kann aber durch alleinige Beschreibung dieser Diskrepanz nicht mehr weiter gelöst werden; vielmehr ist jetzt eine gezielte Zusammenarbeit zwischen wissenschaftlichen Institutionen und dem niedergelassenen Nervenarzt nötig, um verschiedene Variablen, die die Dosisverschreibungen möglicherweise mitbestimmen – z. B. den Schweregrad der Erkrankung des depressiven Patienten in der Praxis und in der Klinik – besser zu definieren.

Weil viele psychopharmakologische Fragen nur in langfristigen Untersuchungen bei ambulanten Patienten gesichert werden können, ist man in den USA schon frühzeitig dazu übergegangen, den niedergelassenen Nervenarzt bereits in den Beginn der *klinischen Prüfungen* der Phase III und IV einzubeziehen (Rickels 1978). Unter Zusammenarbeit des Nervenarztes mit verschiedenen wissenschaftlichen Institutionen werden dort sehr solide Prüfungen – allerdings unter dem Einschluß von Placebogruppen – bei ambulanten Patienten vorgelegt. In der Bundesrepublik werden Placebostudien in der ambulanten Praxis im Rahmen klinischer Prüfungen nur ungern akzeptiert (Maier u. Benkert 1985), so daß reproduzierbare Ergebnisse nur dann zu erhalten sind, wenn äußerst strenge Prüfbedingungen auch vom Nervenarzt akzeptiert werden. Die Prüfbedingungen ohne Einschluß von Placebo müßten dann sogar strenger als in den USA gehandhabt werden. So müßten etwa „ratings" durch eine Gruppe ausgebildeter Psychiater einer Universitätsklinik erhoben werden, um eine ausreichende Reliabilität der Ergebnisse zu gewährleisten, oder es muß die Untersuchungszahl für depressive Patienten bei einer klinischen Prüfung mit einem neuen Antidepressivum gegen ein Standardantidepressivum ohne Placeboeinsatz mit mehreren 100 Patienten in einer klinischen Prüfung sehr hoch sein, um u. a. den sog. Fehler zweiter Art auszuschließen (Möller u. Benkert 1980; Maier u. Benkert 1985).

Eine gezielte Zusammenarbeit zwischen niedergelassenem Nervenarzt und Universitätsklinik ist auch auf einem anderen Gebiet der psychiatrischen Forschung, nämlich der Untersuchung von *Abhängigkeitsentwicklungen* durch Benzodiazepine, in den letzten Jahren wichtig geworden. Die hohen Verschreibungszahlen von Benzodiazepinen ließen sich nicht verringern (Benkert u. Hippius 1985). Kontrollierte Studien in der nervenärztlichen Praxis sollten jetzt zunächst zu einer objektiven Bestandsaufnahme der Verschreibungsgewohnheiten und der möglichen Entwicklung von Abhängigkeitssymptomen unter Benzodiazepinen bzw. nach Absetzen von Benzodiazepinen führen.

Durch die Zusammenarbeit mit dem Nervenarzt können aber,

neben psychiatrisch-pharmakotherapeutischen Fragen, auch *psychopathologische Fragestellungen* besser und schneller gelöst werden. Ein Beispiel soll dies belegen: Der Begriff „Panikattacken" und „Panic Disorder" hatte sich selbst nach Einführung der DSM III (American Psychiatric Association 1980) im Jahre 1980, in der „panic disorder" als Krankheitseinheit definiert wurde, im klinischen Alltag in der Bundesrepublik kaum durchgesetzt. Eine geplante klinische Prüfung bei dieser Patientengruppe mit Panikerkrankungen ließ sich, wegen einer - im Vergleich zu den USA - deutlichen Unterrepräsentation im Mainzer Raum, zunächst nicht durchführen. Erst durch eine gemeinsame psychopathologisch genau definierte Erfassung dieser Patientengruppe bei niedergelassenen Nerven- und Allgemeinärzten und internistischen und psychiatrischen Ambulanzen konnte gezeigt werden, daß Panikerkrankungen bei uns nicht seltener als in den USA sind (Buller et al., submitted). Gleichzeitig konnten wir in dieser Untersuchung zeigen, daß die Diagnose des Herz-Angst-Syndroms (synonym: Herz-Angst-Neurose, Herzphobie) voll in der Krankheitseinheit „panic disorder" aufgeht (Maier et al. 1985). Diese Krankheitseinheit ist deswegen wichtig geworden, weil das Wissen und die gute Ansprechbarkeit auf Imipramin bei diesen Patienten jetzt auch auf das Herz-Angst-Syndrom übertragen werden kann.

Eine weitere Dimension in der Zusammenarbeit mit den Nervenärzten hat jetzt Herr Philipp aufgezeigt. Es ist ihm gelungen, eine wichtige *biologisch-psychiatrische Fragestellung* bei ambulanten depressiven Patienten zu untersuchen. Gemeinsam mit Nervenärzten des weiteren Mainzer Einzugsbereichs konnte gezeigt werden, daß die Normalisierung einer Dexamethason-Nonsuppression nicht nur in der Klinik, sondern auch bei ambulanten Patienten der klinischen Remission vorangeht. In der Untersuchung wurde allerdings auch festgestellt, daß die Spezifität des Tests im klinischen Alltag nicht ausreicht, um psychiatrische Diagnosen sicherer zu stellen. Gleichzeitig hat die Ambulanzstudie gezeigt, daß einfach zu erhebende psychopathologische Kenngrößen den antidepressiven Therapieerfolg vorherzusagen erlauben (Philipp et al. 1985). Die Befunde von Herrn Philipp ergeben auf der Basis der ausführlich dargestellten biologischen Grundlagen der bisherigen Forschungsergebnisse zum Dexamethason-Hemmtest von Herrn Holsboer (1985) und zur Rezeptorfunktion von Herrn Aktories (1985) einen wertvollen Überblick über den z.Zt. aufregendsten Forschungsgegenstand der biologisch-psychiatrischen Forschung.

Herr Philipp hat diese neue Forschungsaktivität in Zusammenarbeit mit GALENUS MANNHEIM angeregt und mit niedergelassenen Nervenärzten realisiert. Dafür ist ihm zu danken. Die gemeinsame psychiatrische Forschung führte zu einem wichtigen Ergebnis und schließlich zu dieser fundierten Übersicht; sie mag

VIII Vorwort

zur weiteren Zusammenarbeit zwischen niedergelassenen Nervenärzten und Universitätskliniken - nicht nur im Mainzer Raum - stimulieren.

Mainz, im April 1985   O. BENKERT

Literatur

Aktories K (1985) Molekulare Wirkungsmechanismen von Antidepressiva. In: *Philipp M* (Hrsg) Grundlagen und Erfolgsvorhersage der ambulanten Therapie mit Antidepressiva. Springer, Berlin Heidelberg New York Tokyo
American Psychiatric Association (1980) Diagnostic and Statistical Manual of Mental Disorders, 3rd edn, (DSM-III), Washington, D.C.
Benkert O, Holsboer F (1984) Effect of sulpiride in endogenous depression. In: *Sedvall G* (ed) The use of substituted benzamides in psychiatry. Acta Psychiatr Scand 69 [Suppl 311]: 43-48
Benkert O, Hippius H (unter Mitarbeit von *Wetzel H*) (1985) Psychiatrische Pharmakotherapie, 4. Aufl. Berlin-Heidelberg-New York: Springer, Berlin Heidelberg New York Tokyo (im Druck)
Buller R, Maier W, Benkert O (submitted) Subtypes of panic disorder: The relevance of agoraphobia and avoidance behaviour in patients with panic attacks
Holsboer F (1985) Psychoneuroendokrinologie der Depression. In: *Philipp M* (Hrsg) Grundlagen und Erfolgsvorhersage der ambulanten Therapie mit Antidepressiva. Springer, Berlin Heidelberg New York Tokyo
Maier W, Benkert O (1985) Placeboeinsatz bei Antidepressivaprüfungen. In: *Hippius H, Überla K* (Hrsg) Placebo. Springer, Berlin Heidelberg New York Tokyo (im Druck)
Maier W, Buller R, Rieger H, Benkert O (1985) Das Herzangst-Syndrom - ein Subtyp der Panik-Attacken. Eur Arch Psychiatr Neurol Sci (im Druck)
Möller HJ, Benkert O (1980) Methoden und Probleme der Beurteilung der Effektivität psycho-pharmakologischer und psychologischer Therapieverfahren. In: *Biefang S* (Hrsg) Evaluationsforschung in der Psychiatrie. Fragestellungen und Methoden. Enke, Stuttgart, S 54-128
Müller-Oerlinghausen, persönliche Mitteilung
Philipp M, Beck V, Glocke S, Metz K, Scherhag R, Schmidt R (1985) Vorhersagbarkeit des Therapieansprechens depressiver Patienten auf Doxepin. In: *Philipp M* (Hrsg) Grundlagen und Erfolgsvorhersage der ambulanten Therapie mit Antidepressiva. Springer, Berlin Heidelberg New York Tokyo
Rickels K (1978) Use of antianxiety agents in anxious outpatients. Psychopharmacology 58: 1-17

Inhaltsverzeichnis

Molekulare Wirkungsmechanismen von Antidepressiva   1
(K. Aktories)

Psychoneuroendokrinologie der Depression   17
(F. Holsboer)

Vorhersagbarkeit des Therapieansprechens depressiver Patienten auf Doxepin   29
(M. Philipp et al.)

Verzeichnis der Anschriften

Priv.-Doz. Dr. Dr. Klaus Aktories
Psychiatrische Klinik
Johannes-Gutenberg-Universität
Langenbeckstraße 1
6500 Mainz

Dr. Volker Beck
GALENUS MANNHEIM GmbH
Leiter Medizinisch-Wissenschaftliche Abteilung
Geheimrat-Haas-Platz 50
6800 Mannheim 31

Prof. Dr. Otto Benkert
Direktor der Psychiatrischen Klinik
Johannes-Gutenberg-Universität
Langenbeckstraße 1
6500 Mainz

Manfred Glocke
Boehringer Mannheim GmbH
Leiter Allgemeine Biometrie
Sandhofer Straße 116
6800 Mannheim 31

Dr. Dr. Florian Holsboer
Psychiatrische Klinik
Johannes-Gutenberg-Universität
Langenbeckstraße 1
6500 Mainz

Dr. Klaudia Metz
Boehringer Mannheim GmbH
Produktentwicklung Therapeutika
Sandhofer Straße 116
6800 Mannheim 31

Dr. Michael Philipp
Psychiatrische Klinik
Johannes-Gutenberg-Universität
Langenbeckstraße 1
6500 Mainz

Dr. Rudi Scherhag
GALENUS MANNHEIM GmbH
Medizinisch-Wissenschaftliche-Abteilung
Geheimrat-Haas-Platz 50
6800 Mannheim 31

Dr. Rudolf Schmidt
Klinisch-Chemisches Institut
Klinikum Mannheim
Theodor-Kutzer-Ufer
6800 Mannheim 1

Molekulare Wirkungsmechanismen von Antidepressiva

K. Aktories

Einleitung

Seit mehr als 25 Jahren sind Psychopharmaka ein fester Bestandteil der antidepressiven Therapie. Diese Antidepressiva gehören verschiedenen Stoffklassen an. Wir kennen die klassischen trizyklischen Antidepressiva, tetrazyklische Verbindungen und neuere Substanzen, wie Nomifensin, Viloxazin und Trazodon, die keine strukturellen Ähnlichkeiten zu den sog. klassischen Antidepressiva aufweisen. Weitere Substanzen, die sich in ihrer chemischen Struktur ebenfalls wesentlich von den trizyklischen Antidepressiva unterscheiden, werden z. Zt. klinisch geprüft. Obwohl die angeführten Antidepressiva seit Jahren im Mittelpunkt intensiver psychopharmakologischer Forschung stehen, ist der Wirkungsmechanismus dieser Pharmaka noch weitgehend unklar. Erst in letzter Zeit haben pharmakologische und biochemische Untersuchungen, die die chronische Anwendung der Antidepressiva berücksichtigen, Erkenntnisse über die Angriffspunkte und Wirkungsmechanismen dieser Psychopharmaka gebracht. Die vorliegende Übersicht soll einige wichtige Befunde dieser Arbeiten darstellen und einen kurzen Einblick in das faszinierende Gebiet der biologisch-psychiatrischen Forschung geben. Dazu ist es notwendig, zunächst auf einige Regulationsmechanismen der neuronalen Signalübertragung einzugehen.

Molekulare Regulationsmechanismen der neuronalen Signalübertragung

Die wesentliche Funktion des ZNS ist die Aufnahme, Speicherung, Transformation und Abgabe von Informationen. Ermöglicht werden diese Funktionen des ZNS durch äußerst komplexe neuronale Schaltungen, an denen beim Menschen wahrscheinlich über 10 Milliarden Neuronen beteiligt sind. Obwohl die Strukturen dieser neuronalen Schaltungen erst bei einigen einfachen Funktionen des ZNS bekannt sind und bei komplexeren Leistungen, wie z. B. bei der Regulation von affektiven Reaktionen, noch völlig unklar sind, gibt es Hinweise dafür, daß auch den komplexeren zentralen Leistungen die gleichen elementaren Prozesse der Neuron-Neuron-Interaktion zugrunde liegen, wie bei einfachen Funktionen. Diese grundlegenden Reaktionen der neuronalen Kommunikation verlaufen über Synapsen, den neuronalen Kontaktstellen. Hier liegt wahrscheinlich auch der Angriffspunkt vieler Psychopharmaka. Über diese Synapsen erfolgt die interneuronale Signalübertragung, und hier kann die Aktivität bzw. die Erregbarkeit von Neuronen moduliert werden. Man weiß seit langem, daß verschiedene Typen von Synapsen existieren. Über inhibitorische Synapsen wird die Erregbarkeit oder Aktivität von Neuronen vermindert, während über exzitatorische Synapsen die Neuronenaktivität erhöht wird.

Die interneuronale Signalübertragung erfolgt sowohl bei den hemmenden, als auch bei den exzitatorischen Synapsen über Neurotransmitter. An der neuronalen Kontaktstelle wird somit ein elektrisches Signal in ein chemisches Signal umgewandelt. Zu den Neurotransmittern, die hier eine Rolle spielen, gehören Noradrenalin, Acetylcholin, Dopamin, Serotonin und wahrscheinlich Histamin. Aminosäuren, wie die γ-Aminobuttersäure (GABA), Glutaminsäure oder Glycin erfüllen ebenfalls die Funktionen von Neurotransmittern. Auch Peptide, wie z. B. Opioide (Enkephaline) oder Substanz P, sind in die Signalübertragung an der Synapse eingeschaltet. In letzter Zeit ist klar geworden, daß eine Vielzahl von peripheren Peptiden, z. B. das Cholecystokinin (CCK) oder das Vasoaktive-Intestinale-Peptid (VIP) ebenfalls im ZNS vorkommen und dort offenbar die Rolle von Neurotransmittern oder die Funktion von Neuromodulatoren haben. Neuromodulatoren oder Cotransmitter sind biologisch aktive

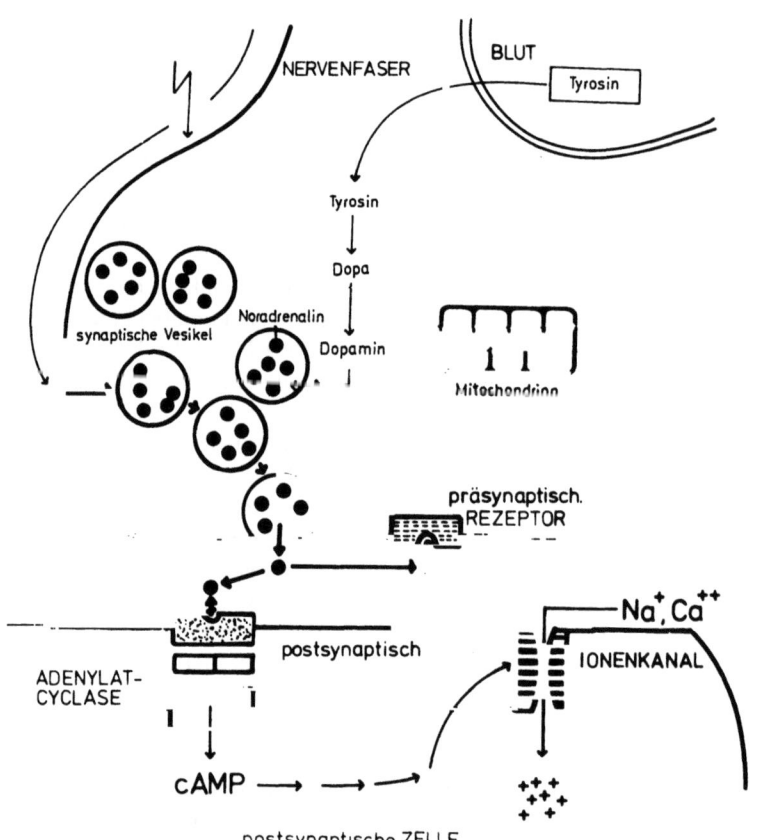

Abb. 1. Signalübertragung an der adrenergen Synapse. Die Synapse wird aus dem Synapsenkölbchen des präsynaptischen Neurons, dem synaptischen Spalt und der Membran des postsynaptischen Neurons gebildet. Die Vesikel enthalten Noradrenalin, den Neurotransmitter der adrenergen Synapse. Die Synthese von Noradrenalin erfolgt aus Tyrosin, das aus dem peripheren Blut stammt. Tyrosin wird in Dopa und schließlich in Dopamin umgewandelt. Dopamin wird in die Vesikel aufgenommen und dort gespeichert oder, wie im Fall der adrenergen Synapse, zunächst zu Noradrenalin umgesetzt. Nach einer elektrischen Erregung (Aktionspotential) der präsynaptischen Membran wird Noradrenalin in den synaptischen Spalt freigesetzt, bindet an den postsynaptischen β-Adrenozeptor und bewirkt die Stimulation der membrangebundenen Adenylatzyklase und dadurch die vermehrte Bildung von intrazellulärem zyklischen AMP (cAMP). Das cAMP führt zur Aktivierung von Proteinkinasen, die über Phosphorylierungsreaktionen Ionenkanäle und intraneuronale Stoffwechselwege regulieren

Substanzen, die die *Effektivität* der Signalübertragung von Neurotransmittern beeinflussen (Schacht u. Gerhards 1979; Krieger 1983).

Abbildung 1 zeigt eine adrenerge Synapse mit dem Synapsenkölbchen, dem synaptischen Spalt und dem postsynaptischen Neuron. In den Vesikeln des Synapsenkölbchens befin-

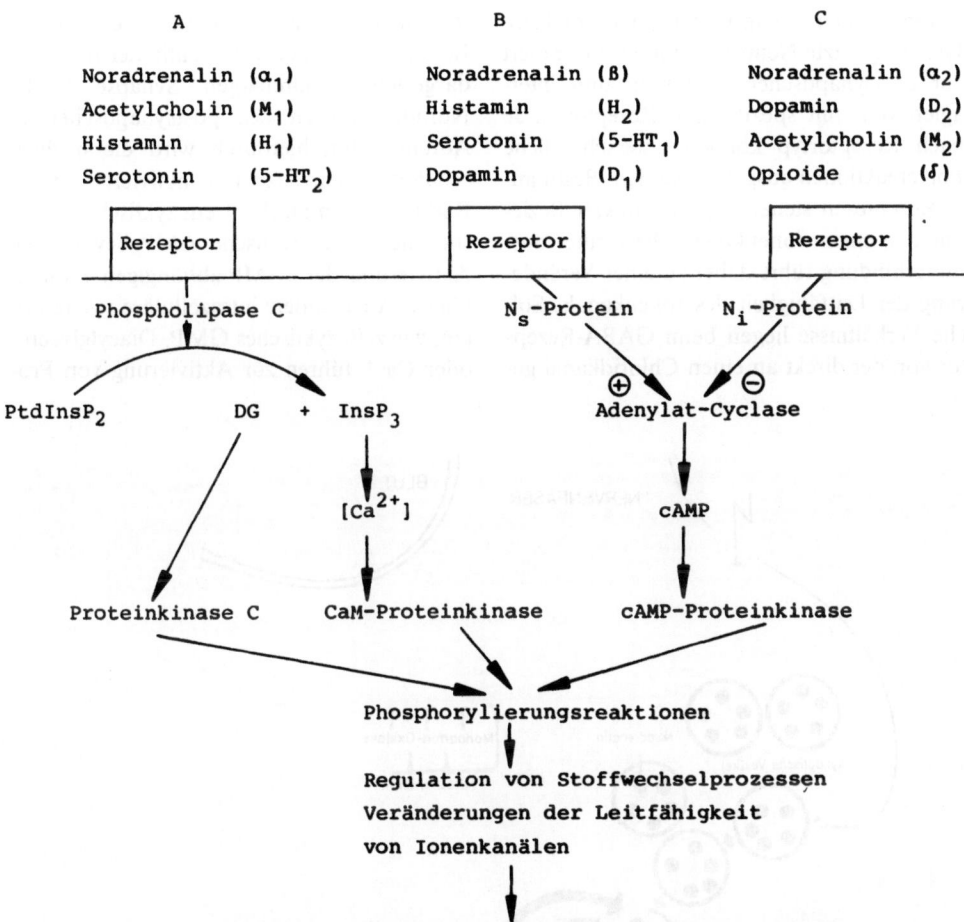

Abb. 2. Signalsysteme verschiedener Typen von Neurotransmitter-Rezeptoren. *A.* Rezeptorregulierter Phosphatidylinosit-Stoffwechsel. Die Neurotransmitter Noradrenalin (α_1-Adrenozeptor), Azetylcholin (M_1-Rezeptor), Histamin (H_1-Rezeptor) und wahrscheinlich Serotonin (5-HT_2-Rezeptor) aktivieren über spezifische membrangebundene Rezeptoren die Phospholipase C und bewirken hierdurch die Spaltung von Phosphatidylbisphosphat ($PtdInsP_2$) in Diacylglycerol (DG) und Inosittriphosphat ($InsP_3$). Diacylglycerol stimuliert die Proteinkinase C. Inosittriphosphat setzt aus intrazellulären Speichern Ca^{2+} frei. Das divalente Kation aktiviert über einen spezifischen Ca^{2+}-abhängigen Modulator (Calmodulin, CaM) eine Proteinkinase (Nishizuka 1984). *B.* Stimulation der Adenylatzyklase durch Neurotransmitter. Die Bindung von Noradrenalin an β-Adrenozeptoren, von Histamin an H_2-Rezeptoren, von Serotonin an 5-HT_1-Rezeptoren und von Dopamin an D_1-Rezeptoren bewirkt unter Einschaltung des regulatorischen N_s-Proteins die Stimulation der Adenylatzyklase und nachfolgend die Aktivierung der cAMP-abhängigen Proteinkinase. *C.* Hemmung der Adenylatzyklase durch Neurotransmitter. Eine Hemmung der Adenylatzyklase erfolgt z. B. nach Besetzung von α_2-Adrenozeptoren, D_2-, M_2- und Opiatrezeptoren durch die spezifischen Neurotransmitter. Eingeschaltet in die Hemmung der Adenylatzyklase ist das inhibitorische regulatorische N_i-Protein (Schramm u. Selinger 1984)

det sich der Neurotransmitter, z. B. das Noradrenalin. Erreicht ein elektrisches Signal das Synapsenende, so wandern die Vesikel zur Synapsenmembran und verschmelzen schließlich mit der präsynaptischen Membran. Hierbei wird der Vesikelinhalt in den 20 nm breiten synaptischen Spalt entleert. Der freigesetzte Neurotransmitter diffundiert zur postsynaptischen Membran und interagiert dort mit spezifischen Rezeptoren. Je nach Rezeptortyp können unterschiedliche Folgereaktionen ausgelöst werden. Bestimmte Rezeptoren stehen z. B. in direkter Beziehung zu einem Ionenkanal. Die Neurotransmitterbindung führt dabei zu einer Veränderung der Leitfähigkeit des Ionenkanals. Solche Verhältnisse liegen beim GABA-Rezeptor vor, der direkt an einen Chloridkanal gekoppelt ist. Beim nikotinartigen Azetylcholinrezeptor ist der Neurotransmitterrezeptor ein Teil des Ionenkanals.

Über andere Rezeptoren wird ein Signaltransduktionssystem in der postsynaptischen Membran aktiviert, das zur Bildung von intrazellulären Signaltransmittern, sog. zweiten Boten, führt (Abb. 2). Im Falle der in Abb. 1 dargestellten adrenergen Synapse bindet Noradrenalin an den postsynaptischen β-Adrenozeptor, hierdurch wird die nachgeschaltete Adenylatzyklase aktiviert und die Bildung von intrazellulärem zyklischen AMP stimuliert. Das zyklische AMP bewirkt die Aktivierung der cAMP-abhängigen Proteinkinase. Auch andere intrazelluläre zweite Boten, wie z. B. zyklisches GMP, Diacylglycerol oder Ca^{2+} führen zur Aktivierung von Pro-

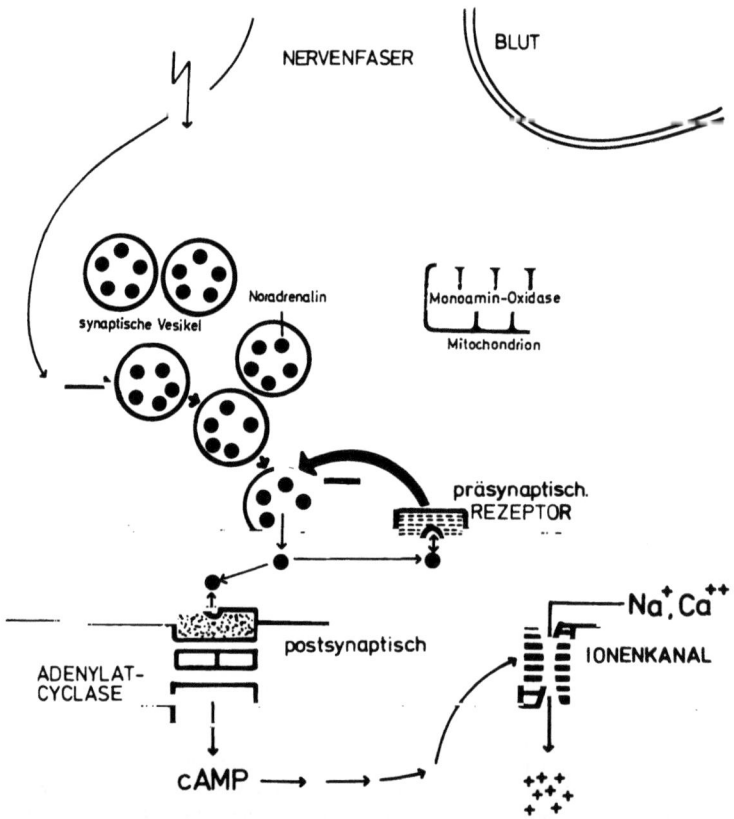

Abb. 3. Präsynaptische Hemmung. Nach Bindung von Noradrenalin an präsynaptische α_2-Adrenozeptoren wird die Freisetzung des Neurotransmitters gehemmt

teinkinasen. Über die aktivierten Proteinkinasen kann in der Folge von Phosphorylierungsreaktionen die Leitfähigkeit von Ionenkanälen und damit die Permeabilität der postsynaptischen Membran und die Erregbarkeit des Neurons moduliert werden. Durch Phosphorylierungen werden intraneuronale metabolische Reaktionswege reguliert. So wird z. B. die Aktivität der Tyrosinhydroxylase durch Phosphorylierung kontrolliert und dadurch die Syntheserate von Noradrenalin und Dopamin bestimmt. Weitere Substrate von Proteinkinasen sind z. B. Vesikelmembranproteine. Vermutlich führt die Phosphorylierung zu einer Beeinflussung der Vesikelmobilität und Neurotransmitterfreisetzung (Nestler et al. 1984; Schramm u. Selinger 1984).

Die dargestellten Mechanismen der Signaltransmission im Bereich der Synapse haben zwei wichtige Funktionen: Erstens wird das neuronale Signal nur in eine Richtung fortgeleitet. Die Synapse arbeitet als „Signalventil". Zweitens kommt es zu einer erheblichen *Verstärkung* des gerichteten Signals, indem ein Molekül des Neurotransmitters zur Bildung von vielen Molekülen des intrazellulären zweiten Botens führt und durch die aktivierten Proteinkinasen das Neurotransmittersignal weiter verstärkt wird.

Präsynaptische Rezeptoren

Der freigesetzte Neurotransmitter wirkt jedoch nicht nur auf Rezeptoren der postsyn-

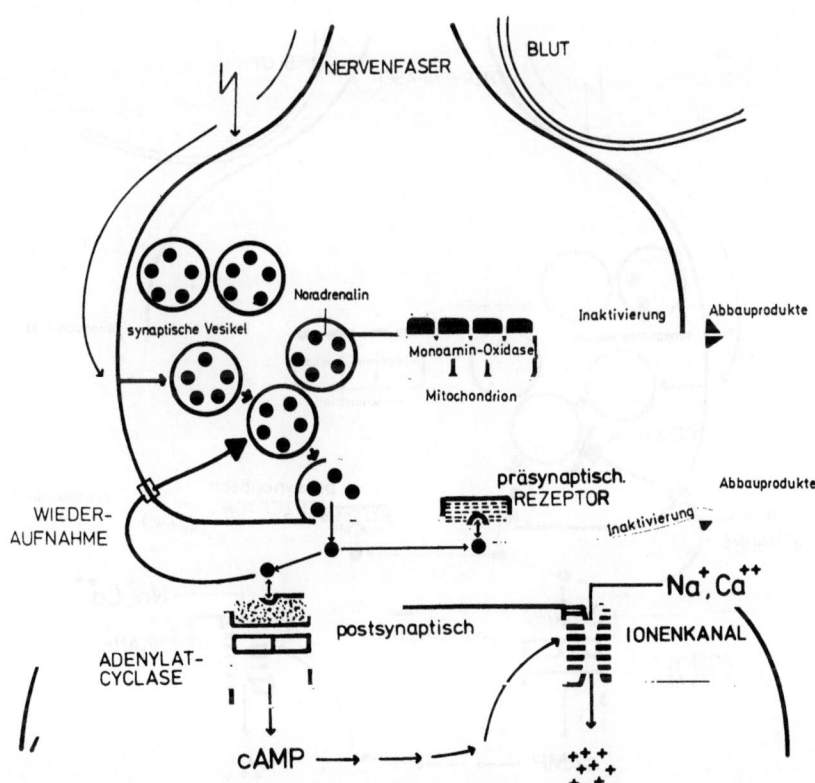

Abb. 4. Inaktivierung des freigesetzten Noradrenalins. Noradrenalin wird inaktiviert durch Wiederaufnahme in die Synapse und durch Metabolisierung durch die Monoaminoxidase und/oder Catechol-O-Methyltransferase

aptischen Membran, sondern auch auf präsynaptische Rezeptoren. Noradrenalin bindet z. B. an präsynaptische α_2-Adrenozeptoren. Die Aktivierung dieser Rezeptoren geht mit der Hemmung der Adenylatzyklase einher und führt zu einer Verminderung der Neurotransmitterfreisetzung (Abb. 3) (Starke 1981).

Inaktivierung des Neurotransmitters

Wichtig für eine schnelle Signalübertragung ist die rasche Inaktivierung des freigesetzten Neurotransmitters. Acetylcholin, der Neurotransmitter an cholinergen Neuronen, wird durch überaus aktive Azetylcholinesterasen hydrolytisch gespalten. Beim Noradrenalin sind für die Inaktivierung drei Mechanismen verantwortlich (Abb. 4): 1. Ein effektives Transportsystem bewirkt die Wiederaufnahme des freigesetzten Noradrenalins in die Synapse und schließlich in die Vesikel. 2. Es erfolgt ein oxidativer Abbau durch die an Mitochondrien gebundene Monoaminoxidase. 3. Ein weiterer Weg der Inaktivierung von Noradrenalin ist die metabolische Methylierung des Neurotransmitters. Der weitaus wichtigste Mechanismus ist die Wiederaufnahme von Noradrenalin in die Synapse und in die Vesikel. Prinzipiell sind die gleichen Mechanismen auch für die Inaktivierung von Dopamin und Serotonin verantwortlich.

Monoaminhypothese der Depression

In den 50iger Jahren hatte man festgestellt, daß Reserpin, ein Pharmakon, das zunächst

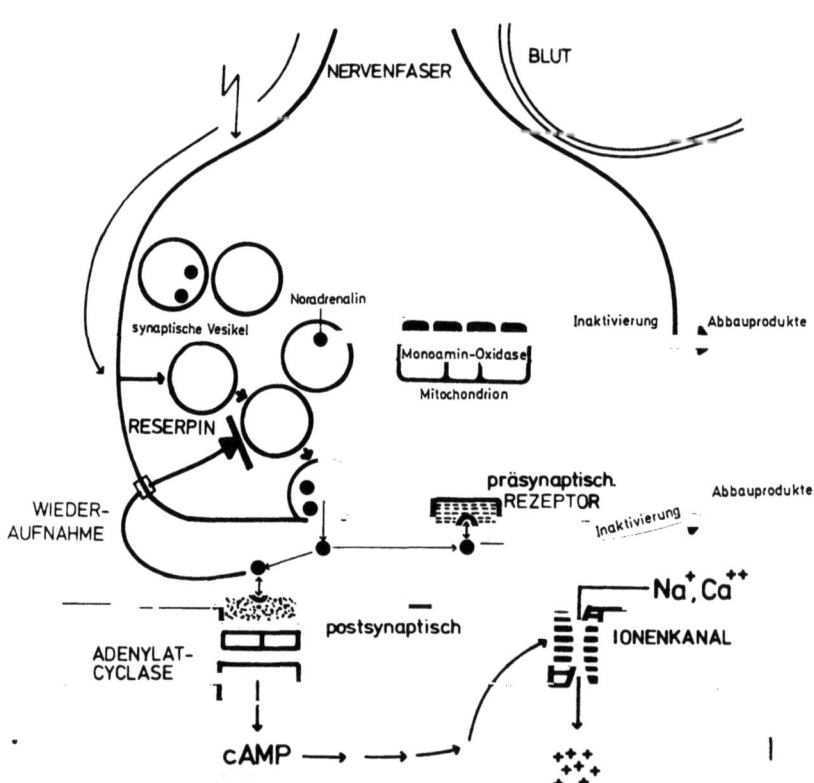

Abb. 5. Blockierung des Noradrenalintransports in der Vesikelmembran durch Reserpin. Reserpin verhindert die Aufnahme von Noradrenalin in die synaptischen Vesikel und ermöglicht dadurch einen vermehrten Abbau des Neurotransmitters durch die Monoaminoxidase

bei der Behandlung der Schizophrenie und später als Antihypertensivum eingesetzt wurde, häufig Depressionen auslöste. Als Ursache für die hohe Inzidenz von Depressionen wurde die Wirkung von Reserpin auf den Neurotransmittertransport angesehen. Reserpin blockiert nämlich die Wiederaufnahme von Noradrenalin, Dopamin und Serotonin in die Synapsenvesikel. Hierdurch werden diese biogenen Amine verstärkt durch die Monoaminoxidase abgebaut, und es resultiert eine Verminderung und schließlich ein Mangel an biogenen Aminen im ZNS (Abb. 5).

Ein weiterer Hinweis dafür, daß ein Mangel an monoaminergen Neurotransmittern für die Auslösung von Depressionen verantwortlich sein könnte, war die Entdeckung, daß Hemmstoffe der Monoaminoxidase, sog. MAO-Hemmer, die zu einer Erhöhung der Konzentration von Noradrenalin und Serotonin in den Vesikeln führen, wirksame Antidepressiva darstellen.

Schließlich fand man, daß verschiedene trizyklische Antidepressiva die Wiederaufnahme von Noradrenalin in die Synapse hemmen und dadurch die Konzentration dieser Neurotransmitter im synaptischen Spalt erhöhen (Abb. 6). Ausgehend von diesen Befunden wurde zunächst die Katecholaminmangelhypothese der Depression entwickelt. Nach dieser Hypothese waren trizyklische Antidepressiva dadurch wirksam, daß sie die Wiederaufnahme von Noradrenalin in die Synapse hemmten und damit die Konzentration dieses Neurotransmitters im synaptischen Spalt erhöhten. Die Katecholaminmangelhypothese wurde zur Monoaminman-

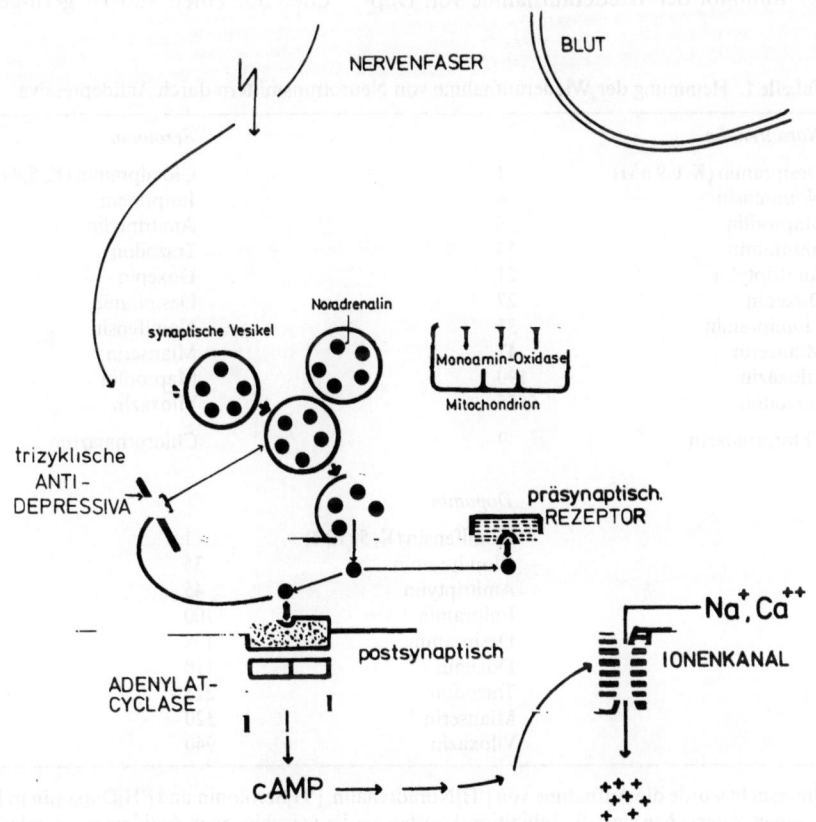

Abb. 6. Trizyklische Antidepressiva blockieren die Wiederaufnahme von Noradrenalin in die Synapse

gelhypothese erweitert, als man feststellte, das Clomipramin spezifisch die Wiederaufnahme von Serotonin hemmte. In Tabelle 1 sind für einige Antidepressiva die Inhibitionskonstanten der Wiederaufnahme von Noradrenalin, Serotonin und Dopamin angegeben. Von den klassischen Antidepressiva führen sekundäre Amine, wie z. B. Desimipramin zu einer bevorzugten Hemmung der Noradrenalin-Wiederaufnahme, während tertiäre Amine potentere Hemmstoffe der Serotonin-Wiederaufnahme darstellen. Dabei ist zu berücksichtigen, daß tertiäre Amine in vivo zu sekundären Aminen desmethyliert werden. Nach Gabe von Clomipramin stellt sich somit im Organismus ein Gleichgewicht zwischen Clomipramin (tertiäres Amin) und Desmethylclomipramin (sekundäres Amin) ein. Im Unterschied zu den trizyklischen Antidepressiva ist Nomifensin ein relativ potenter Inhibitor der Wiederaufnahme von Dopamin (Schildkraut 1965; Bein 1980; Bickel 1980; Kline u. Cooper 1980; Richelson u. Pfennig 1984).

Es zeigte sich jedoch bald, daß die Monoaminmangelhypothese nicht ausreichte, um die Wirkungen von Antidepressiva zu erklären. Trizyklische Antidepressiva erhöhen nämlich in Minuten den Gehalt an biogenen Aminen im synaptischen Spalt. Die Hemmung der Wiederaufnahme von Noradrenalin und Serotonin erfolgt somit sofort. Dagegen ist seit langem bekannt, daß die antidepressive Wirkung erst nach 10–20 Tagen einsetzt. Weiter fand man, daß zwei potente Hemmstoffe der Wiederaufnahme von biogenen Aminen, nämlich Kokain und Amphetamin keine antidepressive Wirkung haben. Darüber hinaus konnte in letzter Zeit festgestellt werden, daß verschiedene Antidepressiva, wie z. B. Mianserin und Iprindol, keinen oder nur einen äußerst geringen Effekt auf

Tabelle 1. Hemmung der Wiederaufnahme von Neurotransmittern durch Antidepressiva

Noradrenalin		*Serotonin*	
Desipramin (K_i 0,9 nM)	1	Clomipramin (K_i 5,4 nM)	1
Nomifensin	6	Imipramin	8
Maprotilin	8	Amitriptylin	12
Imipramin	14	Trazodon	35
Amitriptylin	21	Doxepin	52
Doxepin	27	Desipramin	63
Clomipramin	31	Nomifensin	240
Mianserin	47	Mianserin	426
Viloxazin	190	Maprotilin	610
Trazodon	5555	Viloxazin	3050
Chlorpromazin	9	Chlorpromazin	129

	Dopamin	
	Nomifensin (K_i 51 nM)	1
	Clomipramin	35
	Amitriptylin	45
	Imipramin	100
	Desipramin	102
	Doxepin	110
	Trazodon	275
	Mianserin	320
	Viloxazin	940

Untersucht wurde die Aufnahme von [³H]Noradrenalin, [³H]Serotonin und [³H]Dopamin in Ratten-Synaptosomen. Angegeben sind die Inhibitionskonstanten der verschiedenen Antidepressiva relativ zur potentesten Substanz. (Nach Richelson u. Pfennig 1984)

die Wiederaufnahme von biogenen Aminen haben (Glowinski u. Axelrod 1966; Gluckman u. Baum 1969).

Antidepressiva blockieren Neurotransmitterrezeptoren

Die verschiedenen Antidepressiva hemmen nicht nur die Wiederaufnahme von Noradrenalin, Serotonin und Dopamin, sondern sie blockieren oder modulieren darüber hinaus die Rezeptoren dieser und anderer Neurotransmitter. Relevant sind hier die Rezeptoren für Histamin, Azetylcholin, Noradrenalin, Dopamin und Serotonin. In Tabelle 2 sind die Affinitäten einiger Antidepressiva zu den verschiedenen Rezeptortypen angegeben (Richelson u. Nelson 1984).

Histaminrezeptoren

Verschiedene Antidepressiva sind Antagonisten an Histaminrezeptoren. Dabei ist zu berücksichtigen, daß Histaminrezeptoren heterogen sind und in H_1- und H_2-Rezeptoren unterteilt werden können. Beide Rezeptortypen haben anscheinend völlig unterschiedliche nachgeschaltete Effektorsysteme. Während über H_1-Rezeptoren die Phospholipase C aktiviert wird, stimuliert die Besetzung von H_2-Rezeptoren die Adenylatzyklase (s. Abb. 2).

Auffallend ist, daß nahezu alle tri- und tetrazyklischen Antidepressiva eine hohe Affinität zu den Histamin-H_1-Rezeptoren zeigen. Diese Substanzen sind demnach potente „H_1-Blocker". Doxepin, das Antidepressivum mit der höchsten Affinität zum H_1-Re-

Tabelle 2. Affinitäten von Antidepressiva zu verschiedenen Typen von Neurotransmitterrezeptoren

H_1-Rezeptor		M-Rezeptor	
Doxepin (K_D 0,24 nM)	1	Amitriptylin (K_D 18 nM)	1
Mianserin	2	Clomipramin	2
Amitriptylin	5	Doxepin	4
Maprotilin	8	Imipramin	5
Imipramin	46	Maprotilin	32
Clomipramin	130	Mianserin	46
Trazodon	1 450	Viloxazin	3 000
Viloxazin	75 000	Nomifensin	14 000
Nomifensin	87 500	Trazodon	18 000
Chlorpheniramin	63		
α_1-Adrenozeptor		α_2-Adrenozeptor	
Doxepin (K_D 24 nM)	1	Mianserin (K_D 73 nM)	1
Amitriptylin	1,1	Trazodon	7
Mianserin	1,4	Amitriptylin	13
Trazodon	1,5	Doxepin	15
Clomipramin	1,6	Clomipramin	44
Imipramin	4	Imipramin	44
Maprotilin	4	Nomifensin	89
Nomifensin	35	Maprotilin	129
Viloxazin	580	Viloxazin	600
Prazosin	0,004	Yohimbin	0,02

Die Bindungsstudien wurden an menschlichem Hirngewebe durchgeführt. Als Liganden wurden an Histamin-H_1-Rezeptoren [^{3}H]Doxepin, an muskarinartig cholinergen M-Rezeptoren [^{3}H]QNB, an α_1-Adrenozeptoren [^{3}H]Prazosin und an α_2-Adrenozeptoren [^{3}H]Rauwolscin verwendet. Angegeben sind die Dissoziationskonstanten der verschiedenen Antidepressiva relativ zur potentesten Substanz. (Nach Richelson u. Nelson 1984)

zeptor, zeigt eine ca. *70fach höhere Potenz* als das „typische" Antihistaminikum Chlorpheniramin. Vergleicht man die Konzentrationen, die zu einer H_1-Rezeptorblockade führen, mit den klinisch wirksamen Dosen der verschiedenen Antidepressiva, so erscheint es jedoch eher unwahrscheinlich, daß die Interaktion der Antidepressiva mit den Histaminrezeptoren für die antidepressive Wirkung von Bedeutung ist. Als gesichert gilt dagegen die Bedeutung dieser Rezeptorblockade für die sedierenden Begleitwirkungen von Antidepressiva (Hall 1983; Richelson u. Nelson 1984).

Muskarinartig cholinerge Rezeptoren

Die meisten trizyklischen Antidepressiva blockieren in therapeutischen Dosen muskarinartige cholinerge Rezeptoren (M-Rezeptoren). Wie Tabelle 2 zeigt, hat Amitriptylin die höchste Affinität zu diesem Rezeptortyp. Während die typischen anticholinergen Nebenwirkungen der trizyklischen Antidepressiva sicherlich auf die M-Rezeptorblockade zurückzuführen sind, ist die Bedeutung für die antidepressive Wirkung noch unklar. Fest steht, daß einige antidepressiv wirksame Pharmaka, wie z.B. die tetrazyklischen Antidepressiva, MAO-Hemmer und die neueren Entwicklungen Viloxazin, Nomifensin und Trazodon, nur eine geringe oder gar keine Affinität zum M-Rezeptor zeigen. Neuere Untersuchungen haben jedoch wieder auf mögliche Beziehungen zwischen der cholinergen Signaltransmission und der Depression bzw. dem Wirkungsmechanismus von trizyklischen Antidepressiva hingewiesen. So ist seit einiger Zeit bekannt, daß Personen, die beruflich mit Azetylcholinesterase-Hemmstoffen zu tun haben, relativ häufig an Depressionen erkranken. Weiterhin wurde gezeigt, daß cholinerge Mechanismen anscheinend beim gestörten Schlafverhalten von Depressiven eine Rolle spielen. Darüber hinaus wurden verschiedenen Anticholinergika, wie z.B. Biperiden oder Benactycin, eine antidepressive Wirkung zugeschrieben. Interessanterweise wurde kürzlich gefunden, daß die Zahl von M-Rezeptoren auf Fibrozyten von depressiven Patienten höher ist als auf Fibrozyten von Kontrollprobanden. Dieser Befund war nicht auf eine vorhergehende Behandlung mit Anticholinergika zurückzuführen und scheint vielmehr genetisch determiniert zu sein (Sugrue 1981; Nadi et al. 1984; Richelson u. Nelson 1984; Snyder 1984).

In jüngster Zeit wurde festgestellt, daß verschiedene muskarinartige cholinerge Rezeptoren existieren, die als M_1- und M_2-Typ bezeichnet werden. M_1-Rezeptoren sind offenbar an die Phospholipase C und den Phosphatidylinosit-Metabolismus gekoppelt (s. Abb. 2), dagegen führt eine Aktivierung von M_2-Rezeptoren zu einer Hemmung der Adenylatzyklase. In den bisher vorliegenden Rezeptorbindungsstudien von Antidepressiva an M-Rezeptoren wurde dieser Unterschied noch nicht berücksichtigt. Hier sind weitere neue Erkenntnisse über die anticholinergen Wirkungen von Antidepressiva zu erwarten.

α-Adrenozeptoren

Die Unterteilung von α-Adrenozeptoren in $α_1$- und $α_2$-Adrenozeptoren ist seit einigen Jahren bekannt. Auch bei den α-Adrenozeptoren liegen offenbar unterschiedliche „second-messenger"-Systeme vor. Die Signalübertragung durch $α_1$-Adrenozeptoren erfolgt wahrscheinlich über den Phospholipase-C-Weg, während über $α_2$-Adrenozeptoren die Adenylatzyklase gehemmt wird (s. Abb. 2).

Verschiedene Antidepressiva blockieren mit relativ hoher Affinität $α_1$-Adrenozeptoren: hierzu gehören Doxepin, Amitriptylin, Mianserin, Clomipramin und Trazodon (s. Tabelle 2). Eine Blockade der $α_1$-Adrenozeptoren wird mit den sedierenden und hypotensiven Wirkungen dieser Substanzen in Beziehung gebracht. Dagegen wird die antidepressive Wirksamkeit nicht auf eine Interaktion mit den α_1-Adrenozeptoren zurückgeführt, zumal die viel potenteren α_1-adrenergen Antagonisten keine antidepressive Wirkung zeigen (Sugrue 1981 u. 1983; Hall 1983; Richelson u. Nelson 1984).

Über α_2-Adrenozeptoren wird präsynaptisch die Neurotransmitterfreisetzung vermindert. Es gibt jedoch auch Hinweise dafür, daß postsynaptische α_2-Adrenozeptoren existieren. Zu den zentralen α_2-Adrenozeptoren hat Mianserin eine relativ hohe Affinität. Auch Trazodon blockiert α_2-Adrenozeptoren. Die Affinität von Trazodon zu zentralen α_2-Adrenozeptoren ist nahezu um den Faktor 7 geringer als bei Mianserin. Gegenüber Yohimbin, einem α_2-adrenergen Antagonisten, ist Trazodon ca. 250fach geringer potent. Alle weiteren Antidepressiva sind noch weitaus geringer potent oder zeigen überhaupt keine Affinität zu α_2-Adrenozeptoren. Diese Befunde sprechen eher dafür, daß die direkte Interaktion von Antidepressiva mit α_2-Adrenozeptoren kein generelles Prinzip der antidepressiven Wirkung darstellt (Sugrue 1981 u. 1983; Richelson u. Nelson 1984).

Serotoninrezeptoren

Auch für Serotonin existieren heterogene Rezeptoren. Man unterscheidet mindestens zwei Typen, nämlich 5-HT$_1$- und 5-HT$_2$-Rezeptoren. Antidepressiva haben generell eine wesentlich höhere Affinität zu 5-HT$_2$-Rezeptoren. Es wird vermutet, daß 5-HT$_2$-Rezeptoren an den Phospholipase C-Weg gekoppelt sind. Eine besonders hohe Affinität zu diesem Rezeptortyp hat Mianserin, gefolgt von Trazodon und Amitriptylin. Es gibt gute Hinweise dafür, daß serotonerge Neurone bei der Depression und beim Wirkungsmechanismus der Antidepressiva eine wichtige Rolle spielen, diese Untersuchungen beziehen sich jedoch in erster Linie auf eine chronische Anwendung von Antidepressiva und werden im nächsten Abschnitt besprochen. Die Bedeutung der akuten 5-HT$_2$-Rezeptorblockade ist noch weitgehend unklar (Sugrue 1981 u. 1983).

Biochemische und physiologische Effekte bei chronischer Therapie mit Antidepressiva

Da die Wirkung der Antidepressiva mit einer Latenz von 10-20 Tagen einsetzt, untersuchte man die biochemischen und physiologischen Veränderungen, die nach chronischer Gabe von Antidepressiva auftraten. Dabei stellte man fest, daß die Antidepressiva zu einer Verminderung der β-adrenergen Signalübermittlung führen. Diese Verminderung der Signalübermittlung ist anscheinend auf eine Verminderung der Zahl der β-Adrenozeptoren („Down-Regulation") und auf eine, damit verbundene, geringere Stimulierbarkeit der Adenylatzyklase zurückzuführen. Die Abnahme der Rezeptordichte ist ein zeitabhängiger Prozeß, der bei chronischer Antidepressivagabe nach etwa 8-10 Tagen sein Maximum erreicht und nach Absetzen des Pharmakons vollständig reversibel ist. Es handelt sich bei diesem Prozeß um eine *spezifische* Verminderung der postsynaptischen β_1-Adrenozeptoren (homologe Desensibilisierung). Aus Untersuchungen an verschiedenen Geweben weiß man, daß bei der adaptiven Regulation der β-adrenergen Signalübertragung verschiedene Phasen durchlaufen werden (Abb. 7). Anscheinend kommt es zunächst zu einer Unterbrechung des Signalflusses vom β-Adrenozeptor zur Adenylatzyklase, dabei ist offenbar die Interaktion zwischen dem Rezeptor und dem Kopplungsfaktor (N-Protein) beeinträchtigt. Phosphorylierungsreaktionen werden hier als Ursache diskutiert. Bei weiterer Anwesenheit von Noradrenalin kommt es schließlich zu einer Endozytose von β-Adrenozeptoren und damit zu einer Verminderung der Rezeptorendichte auf der Zelloberfläche (Vetulani et al. 1976; Perkins u. Harden 1984; Sulser 1984).

Auf welchem Wege die Antidepressiva die Verminderung der zentralen β-Adrenozeptoren bewirken, ist noch weitgehend unklar. Sicher ist, daß dieser Effekt indirekt erfolgt; denn keines der aufgeführten Antidepressiva interagiert direkt mit β-Adrenozeptoren. An-

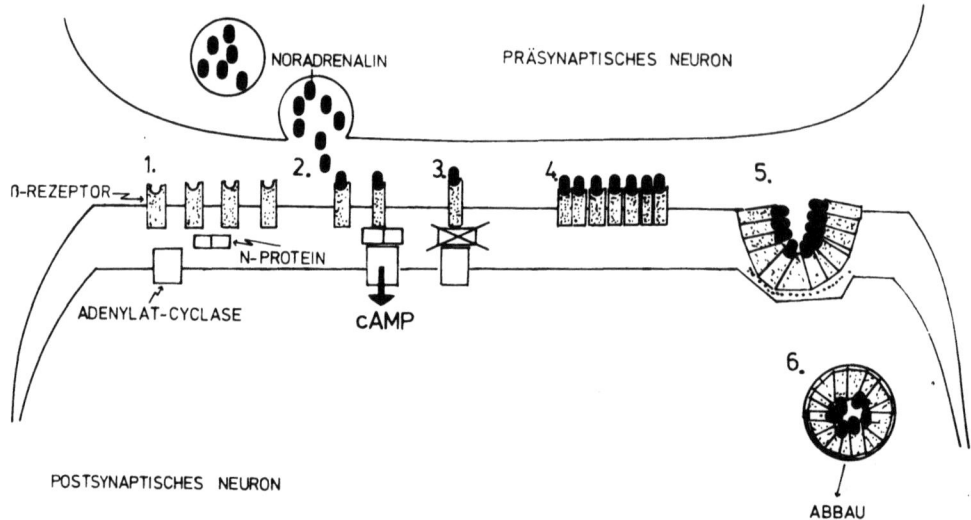

Abb. 7. Verminderung der β-adrenergen Signalübertragung als adaptiver Prozeß bei längerer Neurotransmitter-Exposition. In Abwesenheit von Noradrenalin sind die β-Adrenozeptoren nicht an die Adenylatzyklase gekoppelt *(1.)*. Nach Bindung von Noradrenalin an den Rezeptor wird unter Einschaltung des regulatorischen N_s-Proteins die Adenylatzyklase und dadurch die Bildung von cAMP stimuliert *(2.)*. Bei weiterer Rezeptorbesetzung nimmt die Produktion von cAMP wieder ab. Hierfür wird eine Entkoppelung des β-Adrenozeptors vom regulatorischen N-Protein und damit von der Adenylatzyklase verantwortlich gemacht *(3.)*. Schließlich kommt es zu einer Internalisierung der Neurotransmitter-Rezeptor-Komplexe (4., 5., 6.)

scheinend ist die „Down-Regulation" der β-Adrenozeptoren direkt von Noradrenalin im synaptischen Spalt abhängig. In Abwesenheit von Noradrenalin bleibt die Verminderung der Rezeptorendichte durch Antidepressiva aus. Es konnte gezeigt werden, daß α_2-adrenerge Antagonisten die „Down-Regulation" beschleunigen. Wahrscheinlich blockieren die Antagonisten die präsynaptische, α_2-adrenerge Inhibition der Noradrenalinfreisetzung und erhöhen so die Konzentration an Noradrenalin im synaptischen Spalt (Sulser et al. 1983).

Verschiedene Antidepressiva erhöhen zwar durch Hemmung des Aminrücktransports ebenfalls die Noradrenalinkonzentration im synaptischen Spalt, allein auf diesen Mechanismus kann die Verminderung der Rezeptorenzahl nicht zurückgeführt werden. Es konnte nämlich gezeigt werden, daß Kokain und Amphetamin, die beide die Wiederaufnahme von biogenen Aminen in die Synapse hemmen, aber dennoch keine antidepressive Wirkung aufweisen, auch nicht zu einer Verminderung der β-Adrenozeptoren im ZNS führen. Das gilt sinngemäß für das Neuroleptikum Chlorpromazin, das ebenfalls den Rücktransport von biogenen Aminen hemmt. Eine Verminderung der β-adrenergen Signalübertragung findet sich dagegen auch bei Antidepressiva, die keine Hemmung der Wiederaufnahme von Neurotransmittern bewirken (Iprindol, Mianserin). Auch MAO-Hemmer wie Tranylcypromin induzieren bei chronischer Anwendung eine „Down-Regulation" von β-Adrenozeptoren. Interessanterweise findet man auch bei anderen, nachweislich effektiven Formen der Depressionstherapie, nämlich bei der Elektrokrampftherapie und dem REM-Schlaf-Entzug eine Verminderung der β-adrenergen Signalübertragung. Somit wird heute angenommen, daß die zentrale β-adrenerge Aktivität eine wesentliche Bedeutung beim Wirkungsmechanismus von Antidepressiva hat und bei der Pathogenese der Depression eine besondere Rolle spielt. Kürzlich wurde berichtet, daß auch Östrogene zu einer Abnahme der β-Adrenozeptoren führen. Zur Zeit wird klinisch geprüft, ob diesen Steroiden ebenfalls ein antidepressiver Effekt zukommt (Barbaccia et al. 1983a; Sulser et al. 1983; Racagni u. Brunello 1984; Sulser 1984).

Wir wissen heute, daß außer den noradrenergen Neuronen auch serotonerge Neurone an der Verminderung von β-Adrenozeptoren durch Antidepressiva beteiligt sind. Werden nämlich im Tierversuch serotonerge Neurone durch das Neurotoxin 5,7-Dihydroxytryptamin zerstört, so bleibt die „Down-Regulation" aus. Diese Befunde sprechen dafür, daß Serotonin neben Noradrenalin für die Verminderung der noradrenergen Signaltransmission erforderlich ist (Barbaccia et al. 1983a; Racagni u. Brunello 1984).

So wenig wir bislang über die Rolle der β-adrenergen Signalübertragung bei der Wirkung von Antidepressiva wissen, so unklar ist bis heute die pathogenetische Bedeutung dieses Phänomens für die Depression. Bemerkenswert ist in diesem Zusammenhang, daß Reserpin und Propranolol, die beide für die Auslösung von Depressionen verantwortlich gemacht werden, zu einer Empfindlichkeitssteigerung der β-adrenergen Signalübertragung und zu einer Zunahme der β-Adrenozeptorenzahl („Up-Regulation") führen. Eine Steigerung der β-adrenergen Signalübertragung wurde ebenfalls nach Hypophysektomie und Adrenalektomie festgestellt. Diese Befunde unterstützen die Hypothese, daß zwischen dem Funktionszustand der Hypothalamus-Hypophysen-Nebennierenrindenachse und den pathogenetischen Mechanismen der Depression enge physiologische Verbindungen bestehen (Racagni u. Brunello 1984; Holsboer 1985).

Nicht nur die adrenerge Signalübertragung und β-Adrenozeptoren werden durch eine chronische Therapie mit Antidepressiva beeinflußt. Auch bei anderen Neurotransmittersystemen wurden im Tierversuch Veränderungen nach mehrtägiger Gabe von Antidepressiva gefunden. So wurde bei den α_1-Adrenozeptoren zwar keine wesentliche Veränderung der Rezeptorenzahl festgestellt, doch gibt es physiologische Hinweise dafür, daß funktional eine Zunahme der α_1-Adrenozeptor-abhängigen Signalübermittlung stattfindet. Im Gegensatz dazu konnte anhand von elektrophysiologischen Untersuchungen gezeigt werden, daß α_2-adrenerge Effekte durch die chronische antidepressive Therapie vermindert werden. Mianserin ist hier anscheinend eine Ausnahme. Es bewirkt eine Sensibilisierung von α_2-Adrenozeptoren. Ob diese Effekte allein über eine verminderte präsynaptische Hemmung erfolgen, ist allerdings fraglich (Sugrue 1983; Schoffelmeer et al. 1984).

Serotoninrezeptoren werden bei längerdauernder Behandlung mit trizyklischen Antidepressiva unterschiedlich moduliert. Während die 5-HT$_1$-Rezeptoren nicht verändert werden, kommt es nach Gabe von Antidepressiva zu einer Verminderung der zentralen 5-HT$_2$-Rezeptoren. Im Gegensatz zu β-Adrenozeptoren, führt die Elektrokrampftherapie bei 5-HT$_2$-Rezeptoren nicht zu einer Verminderung, sondern zu einer Zunahme der Rezeptorenzahl. Elektrophysiologische Untersuchungen weisen im übrigen eher darauf hin, daß die Sensitivität von serotonergen postsynaptischen Rezeptoren zunimmt (Fuxe et al. 1983).

An Histamin- und Azetylcholinrezeptoren erfolgen anscheinend keine wesentlichen Änderungen nach chronischer Therapie mit Antidepressiva (Sugrue 1983).

Adaptive Prozesse bei der Wiederaufnahme von biogenen Aminen nach chronischer Antidepressivatherapie

Untersuchungen der letzten Jahre haben unsere Kenntnisse über die Mechanismen bei der Wiederaufnahmehemmung von biogenen Aminen durch Antidepressiva erheblich erweitert. Man stellte nämlich fest, daß Imipramin mit hoher Affinität an das Serotonintransportsystem der Synapsenmembran bindet und zwar an eine Stelle, die von dem eigentlichen Serotonin-Carrier unterschieden ist (Abb. 8). Es wird angenommen, daß es sich hierbei um die Bindungsstelle eines endogenen Liganden handelt, der den Serotoninrücktransport in die Synapse reguliert. Bindet Imipramin oder der hypothetische endogene Ligand an diese Modulatorstelle, so wird der Serotoninrücktransport gehemmt. Es konnte nun gezeigt werden, daß eine chronische Imipraminbehandlung zu adaptiven Veränderungen am Serotonintransporter führt. Die Zahl der Imipraminbindungsstellen nimmt nämlich ab, und dadurch steigt die Serotoninaufnahme in die Synapse an. Damit wird anscheinend nach längerer Behandlung mit Antidepressiva die serotonerge Signaltransmission dadurch vermindert, daß präsynaptisch die Wiederaufnahme von Serotonin ansteigt und somit am postsynaptischen Rezeptor weniger Neurotransmitter zur Verfügung steht (Barbaccia et al. 1983b; Langer u. Raisman 1983).

Schlußfolgerungen

Über 25 Jahre nach der Einführung von trizyklischen Antidepressiva sind die Fragen bezüglich des Wirkungsmechanismus dieser Pharmaka eher noch zahlreicher geworden. Dennoch wurden erhebliche Fortschritte auf dem Gebiet der biologisch-psychiatrischen Forschung erzielt. Die vorliegenden Untersuchungen weisen darauf hin, daß die therapeutische Wirkung der Antidepressiva offenbar nicht über einen einzigen Wirkungsmechanismus zu erklären ist. Ausgehend von der Komplexität der beteiligten neuronalen Systeme und den erheblichen pharmakodynamischen Unterschieden bei den einzelnen Antidepressiva ist dies auch nicht zu erwarten. Es gibt heute gute Hinweise dafür, daß adaptive Pro-

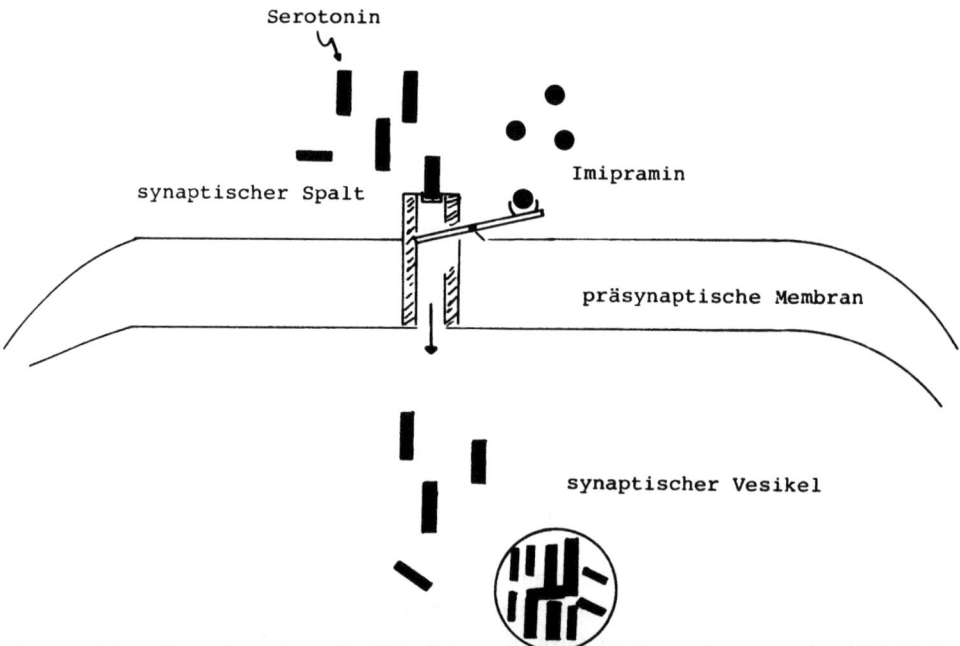

Abb. 8. Schematische Darstellung der Wiederaufnahmehemmung von Serotonin durch Imipramin. Imipramin bindet nicht direkt an den Serotonin-Carrier. (Modifiziert nach Langer u. Raismann 1983)

zesse, die erst bei längerfristiger Behandlung mit Antidepressiva zum Tragen kommen, eine wesentliche Bedeutung für die antidepressive Wirkung dieser Pharmaka haben. Bei diesen Prozessen sind anscheinend adrenerge und serotonerge Neurone gleichermaßen von Bedeutung. Eine Verminderung der Aktivität von adrenergen Neuronen oder ein bloßer Mangel an biogenen Aminen, wie es nach der Monoaminmangelhypothese zunächst postuliert wurde, ist offenbar nicht entscheidend für die Pathogenese der Depression. Im Gegenteil, es gibt Hinweise dafür, daß bei der Depression eine Überaktivität des adrenergen Systems vorliegt. Erwähnenswert ist in diesem Zusammenhang, daß bereits 1969 aufgrund von neurophysiologischen Untersuchungen eine Übererregbarkeit des ZNS bei der Depression festgestellt worden ist (Whybrow u. Mendels 1969).

Auf zwei wichtige Einschränkungen bei der Interpretation der dargestellten Ergebnisse soll noch hingewiesen werden: Untersuchungen über die Interaktion von Antidepressiva mit Neurotransmitterrezeptoren oder mit Bindungsstellen von Transportsystemen werden an Membranpräparationen von Zellen durchgeführt. Dabei ist zu berücksichtigen, daß Pharmaka verschiedener Struktur häufig eine hohe Affinität zu biologischen Membranen zeigen, ohne daß diese Bindungsstellen relevante Rezeptoren darstellen. Rezeptoren sind dadurch gekennzeichnet, daß die Bindung des Liganden sättigbar, stereoselektiv und reversibel ist. Ein weiteres wichtiges Kriterium dafür, daß es sich bei den Bindungsstellen um physiologisch relevante Rezeptoren handelt, ist die Auslösung einer Folgereaktion und damit die Fortleitung des Neurotransmittersignals. Dieses letzte Kriterium bleibt jedoch bei vielen Bindungsstudien an Zellmembranen unberücksichtigt. Insofern ist es notwendig, Ergebnisse von Bindungsstudien durch physiologische Untersuchungen zu ergänzen. Weiterhin ist zu berücksichtigen, daß bislang kein adäquates Tiermodell der Depression existiert und die biochemischen Untersuchungen deshalb an gesunden Tieren durchgeführt werden müssen. Die Berechtigung, die vorliegenden Befunde auf Verhältnisse beim Menschen zu übertragen, muß in vielen Fällen noch nachgewiesen werden.

Literatur

Barbaccia ML, Brunello N, Chuang DM, Costa E (1983a) Neuropharmacology 22: 373
Barbaccia ML, Gandolfi O, Chuang DM, Costa E (1983b) Proc Natl Acad Sci USA 80: 5134
Bein HJ (1980) In: Hoffmeister F, Stille G (Hrsg) Handb. Exp. Pharm., Bd 55. Springer, Berlin Heidelberg New York, S 43
Bickel MH (1980) In: Hoffmeister F, Stille G (Hrsg) Handb. Exp. Pharm., Bd 55. Springer, Berlin Heidelberg New York, S 551
Fuxe K, Ögren S-O, Agnati LF, Benfenati F, Frdholm B, Anderson K, Zini I, Eneroth P (1983) Neuropharmacology 22: 389
Glowinski J, Axelrod J (1966) Pharmacol Rev 18: 775
Gluckman MI, Baum T (1969) Psychopharmacologia 15: 169
Hall H (1983) In: Gram LF, Usdin E, Dahl SG, Kragh-Sorensen P, Sjöqvist F, Morselli PL (eds) Clinical pharmacology in psychiatry. Macmillan, New York, p 251
Holsboer F (1985) Psychoneuroendokrinologie der Depression. In: *Philipp M* (Hrsg) Grundlagen und Erfolgsvorhersage der ambulanten Therapie mit Antidepressiva. Springer, Berlin Heidelberg New York Tokyo
Kline NS, Cooper TB (1980) In: Hoffmeister F, Stille G (Hrsg) Handb. Exp. Pharm., Bd. 55. Springer, Berlin Heidelberg New York, S 369
Krieger DT (1983) Science 222: 975
Langer SZ, Raisman R (1983) Neuropharmacology 22: 407
Nadi NS, Nurnberger JI, Gershon ES (1984) N Engl J Med 311: 225
Nestler EJ, Walaas SI, Greengard P (1984) Science 225: 1357
Nishizuka Y (1984) Science 225: 1365
Perkins JP, Harden TK (1984) Proceedings Iuphar 9th International Congress of Pharmacology, vol I. London 1984, p 85
Racagni G, Brunello N (1984) TIBS 5: 527
Richelson E, Nelson A (1984) J Pharmacol Exp Ther 230: 94
Richelson E, Pfennig M (1984) Eur J Pharmacol 104: 277
Schacht U, Gerhards HJ (1979) Medizin in unserer Zeit 3: 54

Schildkraut JJ (1965) Am J Psychiatry 122: 509
Schoffelmeer ANM, Hoorneman EMD, Sminia P, Mulder AH (1984) Neuropharmacology 23: 115
Schramm M, Selinger Z (1984) Science 225: 1350
Snyder SH (1984) N Engl J Med 311: 254
Starke K (1981) Ann Rev Pharmacol Toxicol 21: 7
Sugrue MF (1981) Pharmacol Ther 13: 219
Sugrue MF (1983) Pharmacol Ther 21: 1
Sulser F, Janowsky AJ, Okada F, Manier DH, Mobley PL (1983) Neuropharmacology 22: 425
Sulser F (1984) Neuropharmacology 23: 255
Vetulani J, Stawarz RJ, Dingell JV, Sulser F (1976) Naunyn-Schmiedebergs Arch Pharmacol 293: 109
Whybrow PC, Mendels J (1969) Am J Psychiatry 125: 1451

Psychoneuroendokrinologie der Depression

F. Holsboer

Einleitung

In den vergangenen Jahren haben zwei Entwicklungen das Interesse an der Wechselwirkung zwischen psychiatrischen Erkrankungen und hormonellen Funktionsabläufen neu belegt. Einmal hat die Entwicklung radioimmunologischer Nachweismethoden die Möglichkeit eröffnet, kleinste Hormonmengen in Harn, Blut und Liquor nachzuweisen. Zum anderen hat die neuroendokrinologische Grundlagenforschung Hinweise dafür geliefert, daß Neurotransmitter, wie Noradrenalin, Serotonin, Acetylcholin und Gammaaminobuttersäure in hypothalamischen Arealen die hormonelle Sekretion steuern. Ein gestörter Metabolismus der gleichen Neurotransmitter wird für die Genese der Depression und der Schizophrenie als wesentlicher Faktor erachtet. Die gleichen Transmittersysteme werden auch durch die gebräuchlichen Psychopharmaka beeinflußt, von denen die meisten selbst wieder die hormonelle Sekretion beeinflussen (z. B. Antidepressiva die Kortisolsekretion und Neuroleptika die Prolaktinsekretion). Während vor der Entdeckung der Psychopharmaka das Interesse der Psychiatrie an hormonellen Regulationsmechanismen vor allem in den therapeutischen Möglichkeiten der Hormone gesucht wurde, liegt der Schwerpunkt der Psychoneuroendokrinologie heute mehr auf der beschreibenden Ebene. So wird versucht, mit Hilfe endokrinologischer Parameter psychiatrische Krankheitsbilder zu charakterisieren (Matussek 1978; Holsboer u. Benkert 1985). Daneben versucht die heutige Psychoneuroendokrinologie auch der Frage nachzugehen, inwieweit durch Messung peripherer Hormone, vor allem im Rahmen endokrinologischer Funktionstests Rückschlüsse auf zentrale Regulationsmechanismen gezogen werden können.
Anhand einiger Beispiele aus der Depressionsforschung sollen diese Konzepte erörtert werden.

Thyreotropin-Releasing-Hormon (TRH)-Test

Das Thyreotropin-Releasing-Hormon (TRH) ist ein hypothalamisches Tripeptid, das auf Hypophysenebene Thyreotropin (TSH) stimuliert. Nach intravenöser Applikation von 200–500 μg TRH erfolgt ein TSH-Anstieg, der gewöhnlich nach 30 min sein Maximum erreicht hat. In der überwiegenden Zahl von Untersuchungen an Patienten mit depressiven Erkrankungen fanden sich, einer Übersicht von Loosen u. Prange (1982) zufolge, niedrigere TSH-Sekretions-Maxima als bei altersgleichen gesunden Kontrollpersonen. In der Mehrzahl der Fälle normalisiert sich diese verminderte TSH-Ausschüttung nach klinischer Remission. Es gibt allerdings einige Untersuchungen, die ein Persistieren verminderter Stimulierbarkeit der thyreotropen Zellen, auch im erkrankungsfreien Intervall zeigten. Auf der Grundlage der bisher vorliegenden physiologischen Untersuchungen muß ausgeschlossen werden, daß die verminderte TSH-Sekretion nach TRH lediglich auf eine verminderte Zirkulation von Trijodthyronin (T_3) oder Thyroxin (T_4) zurückzuführen ist. Loosen u. Prange (1982) vermuten, daß eine zentrale Störung im Hypothalamus zu einer vermehrten endogenen Sekretion von TRH führt, die ihrerseits auf Hypophysenebene zu einer Empfindlichkeitsverminderung der thyreotropen Zellen führt. Demnach käme es durch Stimulation durch exogenes TRH zu einer verminderten hypophysären Antwort. Diese Interpretation von Loosen u. Prange (1982) stimmt mit der Beobachtung von Winokur et al. (1984) überein, wonach die wiederholte Anwendung von TRH in wöchentlichen Abständen allmählich zu immer niedrigerer TSH-Sekretion führt. Welcher zentrale Mechanismus für die postulierte Hypersekretion von endogenem TRH verantwortlich ist, wurde noch nicht geklärt. Noradrenalin soll stimulatorisch und Serotonin inhibitorisch auf die TRH-sezernierenden Zellen wirken (Morley 1981). Von besonderem Interesse ist der Befund, wonach auch Dopamin die durch TRH induzierbare TSH-Sekretion vermindert. Daraus wurde die Hypothese abgeleitet, daß bei depressiven Patienten die verminderte TSH-Stimulierbarkeit möglicherweise ein Hinweis für eine vermehrte zentrale dopaminerge Neurotransmission sein könnte. Hieraus eine Indikation für eine Neuroleptikatherapie abzuleiten, wäre allerdings reine Spekulation, da zwar Neuroleptika auch bei Depressiven wirksam sind, sich aber bei den wichtigsten Indikationsgebieten für Neuroleptikatherapie, wie Schizophrenie und Manie, eine verminderte TSH-Sekretion nach TRH nicht findet.

Es gibt eine Vielzahl von Störfaktoren, die das TRH-Test-Ergebnis beeinträchtigen können. Als wichtigste seien aufgeführt die bei depressiven Syndromen häufig vorkommende Unterernährung, ausgelöst durch vorangehenden Appetitverlust, Einnahme von Glukokortikoiden, erhöhte Plasmakonzentration von Schilddrüsenhormonen, sowie Niereninsuffizienz. Neuere Untersuchungen aus unserem Laboratorium haben eine enge Beziehung zwischen der Aktivität der Hypophysen-Nebennierenrinde und der Hypophysen-Schilddrüsenachse nachgewiesen (Holsboer et al. 1985a). Es kann aufgrund der heute vorliegenden Daten nicht ausgeschlossen werden, daß die verminderte TSH-Sekretion nach TRH in erster Linie durch die bei Depressiven häufig zu beobachtende Hyperaktivität der Hypophysen-Nebennierenrindenachse mitbedingt ist.

TRH-Test und Therapieprädiktion

Wie erwähnt, normalisiert sich das pathologische TRH-Testergebnis in der Mehrzahl der Fälle nach Abklingen der depressiven Erkrankung. Von einigen Arbeitsgruppen wurde die Hypothese überprüft, inwieweit sich TRH-Testergebnisse verlaufsprädiktiv verwerten lassen. Langer et al. (1984) wiesen nach, daß zwischen der Normalisierung der TSH-Antwort nach TRH und der psychopathologischen Befundveränderung kein einfacher zeitlicher Zusammenhang besteht. So kann die TSH-Unterdrückung nach TRH trotz klinischer Remission fortbestehen, wobei in diesem Falle die Wahrscheinlichkeit für einen klinischen Rückfall erhöht ist. Umgekehrt kann die Normalisierung einer initial verminderten TSH-Sekretion als Hinweis für eine bevorstehende klinische Remission angesehen werden. Diese Anwendungsmöglichkeit des TRH-Tests ist zwar vielversprechend, seine Übernahme in die klinische Routine wäre allerdings zum gegenwärtigen Zeitpunkt voreilig. Einmal muß geklärt werden, inwieweit die wöchentliche Anwendung des Tests selbst zu einer Veränderung der hypophysären Reagibilität führt, und zum anderen muß geklärt werden, inwieweit pathologische TRH-Ergebnisse sekundär zur gleichzeitig erhöhten Kortisolsekretion sind (Holsboer et al. 1985a).

TRH-Test und Diagnose

Es gibt einige Versuche, den TRH-Test als diagnostisches Hilfsmittel einzusetzen. So haben Gold et al. (1980) und Extein et al. (1982) berichtet, man könnte mit Hilfe des TRH-

Tests zwischen Manie, Schizophrenie, unipolarer und bipolarer endogener Depression unterscheiden. Diese Hypothesen sind durch Replikationsstudien an anderen Zentren bisher nicht bestätigt worden. Fest steht allerdings, daß sich eine verminderte TSH-Antwort nach TRH nicht nur bei Patienten mit depressiven Erkrankungen findet, sondern auch bei Anorexia nervosa, Alkoholismus und gelegentlich auch bei der Manie auftritt. Bei schizophrenen Patienten dagegen ist eine verminderte TSH-Antwort nach TRH selten.

Dexamethason-Suppressionstest

Allgemeines

Untersuchungen zwischen 1960 und 1970 wiesen darauf hin, daß depressive Patienten vermehrt Harnsteroide ausscheiden. Später konnte gezeigt werden, daß diesem Befund eine erhöhte Aktivität der Hypophysen-Nebennierenrindenachse zugrunde liegt (Übersicht: Sachar 1975). Frühe Arbeiten von Mandell et al. (1963) haben durch Stimulation hypothalamischer Areale mit Tiefenelektroden bei Epileptikern ebenfalls erhöhte Sekretion von Harnsteroiden auslösen können. Aufgrund dieser Befunde wurde von Sachar (1975) die Hypothese formuliert, die Hypophyse sei ein Fenster zum zentralen Nervensystem. Hieraus entwickelte sich eine bis heute fortgesetzte Arbeitsrichtung, die sich schwerpunktmäßig mit der Erforschung der Hypophysen-Nebennierenrindenachse in Zusammenhang mit psychiatrischen Erkrankungen befaßt. Die bei Depressiven beobachtbare Hypersekretion von Kortisol und ACTH läßt sich, ähnlich wie bei Patienten mit Morbus Cushing nicht immer durch das synthetische Glukokortikoid Dexamethason unter einen definierten Referenzwert supprimieren. Dieser in den letzten 5 Jahren außerordentlich intensiv untersuchte Zusammenhang zwischen Depression und Dexamethason-resistenten Kortisol-Plasmakonzentrationen wird im nachfolgenden dargestellt.

Physiologisches Modell des DST

Die Messung eines Nebennierenrindenhormons nach peripherer Applikation eines auf Hypophysenebene supprimierend wirkenden synthetischen Glukokortikoids wie Dexamethason wirft die Frage auf, inwieweit eine solche Messung überhaupt irgend etwas mit dem zentralen Nervensystem zu tun hat. Die Antwort auf diese Frage ist vor allem deshalb von Bedeutung, da von jedem Labortest gefordert werden muß, daß er in enger Beziehung zur Pathophysiologie der zu charakterisierenden Erkrankung steht. Für einen biologischen Marker in der Psychiatrie ist dies besonders schwierig, da die den psychiatrischen Erkrankungen zugrundeliegenden pathogenetischen Faktoren weitgehend unbekannt sind. In der Depressionsforschung vermutet man, daß neuronale Transmissionsvorgänge in limbischen und supralimbischen Strukturen gestört sind, und daß sich diese Störung auch in benachbarte hypothalamische Areale ausbreitet. Der Ausgangspunkt gestörter Hypophysen-Nebennierenrindenaktivität ist der Nucleus paraventricularis im Hypothalamus, von dem aus Cortikotropin-freisetzendes Hormon (CRF) in die hypophysären Pfortadergefäße abgegeben wird, das seinerseits im Hypophysenvorderlappen die Synthese und Freisetzung von ACTH stimuliert. ACTH gelangt über den großen Kreislauf an die Nebennierenrindenzellen und stimuliert dort eine Reihe von Enzymsystemen, was schließlich zu vermehrter Biosynthese der Mineralokortikoide (Endprodukt: Aldosteron) und Glukokortikosteroiden (Endprodukt: Kortisol und Kortison) führt. Kortisol und Kortikosteron (Vorstufe von Aldosteron) hemmen vorwiegend auf Hypophysenebene die weitere ACTH-Freisetzung (negative Rückkopplung). In diesen von der zirkulierenden Glukokortikosteroidmenge abhängigen Rückkopplungsmechanismus greift Dexamethason ein. Der Dexamethasontest ist kein Screeningtest für Hyperkortisolimus. Oberhalb einem Referenzwert meßbare Kortisolwerte nach Dexamethason sind sowohl bei normaler Kortisol-Basal-Sekretion als auch bei erhöhter Kortisolsekretion zu beobachten. Umgekehrt finden sich bei einer großen Zahl von Patienten mit erhöhter Kortisolsekretion normale Dexamethason-Suppressions-Testergebnisse (Asnis et al. 1981; Holsboer et al. 1984b).

Neue Untersuchungen haben die bisherige Hypothese, wonach der Hyperkortisolismus bei depressiven Patienten primär eine zentrale suprahypophysäre Ursache hätte, erhärten können.

Nach intravenöser Applikation von humanem Cortikotropin-Releasing-Factor (CRF) findet sich bei depressiven Patienten eine verminderte ACTH-Antwort, während die simultan gemessene Kortisolsekretion bei Depressiven und Kontrollpersonen gleich ist. Offenbar supprimiert die erhöhte Kortisolsekretion bei depressiven Patienten die durch CRF induzierbare ACTH-Sekretion, was auf einen intakten negativen Rückkopplungsmechanismus hinweist. Da bei depressiven Patienten die geringere ACTH-Sekretion nach CRF ausreicht, um eine den Nichtdepressiven vergleichbare Kortisolsekretion zu induzieren, muß angenommen werden, daß bei depressiven Patienten die ACTH-sensitiven Nebennierenrindenzellen empfindlicher sind, als bei Kontrollpersonen. Daraus wurde das Funktionsmodell der Kortisolhypersekretion bei depressiven Patienten abgeleitet (Holsboer et al. 1984c). Durch Dysregulation in hypothalamischen und höheren Arealen kommt es zu vermehrter Sekretion von Neuropeptiden, vor allem CRF aber auch Vasopressin, die an den ACTH-sezernierenden Hypophysenvorderlappenzellen stimulierend wirken. Durch erhöhte ACTH-Sekretion werden die Nebennierenrindenzellen zu vermehrter Synthese und Freisetzung von Kortikosteroiden angeregt. Da ACTH nicht nur die Biosynthese von Kortikosteroiden induziert, sondern selbst auch ein trophisches Hormon ist, kommt es durch persistierende ACTH-Stimulation zu funktionaler Hyperplasie der Nebennierenrindenzellen. Als Folge wird nach längerer erhöhter ACTH-Exposition die Nebennierenrinde empfindlicher, so daß kleinere ACTH-Mengen bei depressiven Patienten ausreichen, um eine normale Kortikosteroidantwort hervorzurufen. Dieses Modell erklärt auch, warum einige Untersucher eine Dissoziation zwischen ACTH- und Kortisolwerten nach Dexamethasongabe finden (Fang et al. 1982; Reus et al. 1982; Holsboer et al. 1984a). Bei über Wochen andauernder Stimulation der Nebennierenrinde durch ACTH reichen immer kleinere Mengen aus, um sowohl Kortisolhypersekretion als auch deren Resistenz gegenüber Dexamethason auszulösen. Möglicherweise entwickelt sich hieraus auch eine Veränderung der Glukokortikoidrezeptoren in anderen Geweben. So fanden Lowy et al. (1984), daß sich die Lymphozytenreaktion nach Gabe von Mitogenen parallel zur Kortisolsekretion nach Dexamethason verhält. Mitogene stimulieren die Proliferation von Lymphozyten. Diese Reaktion auf Mitogene ist durch Dexamethason supprimierbar. Bei Patienten mit dexamethasonresistenter Plasmakortisolkonzentration konnte auch die suppressive Wirkung von Dexamethason auf die Lymphozytenstimulation nicht mehr nachgewiesen werden. Ob dieser auf eine Veränderung peripherer Glukokortikoidrezeptoren hinweisende Effekt primär die Ursache des Hyperkortisolismus bei Depressiven ist, oder sich sekundär als Folge des zentral-induzierten Hyperkortisolismus entwickelt, wird derzeit noch kontrovers diskutiert.

DST und Störfaktoren

Die niedrige Dosis von 1–2 mg, mit der der Dexamethason-Suppressionstest in der Psychiatrie durchgeführt wird, macht ihn gegenüber verschiedenen Störfaktoren besonders empfindlich (s. Tabelle 1).

Appetit- und Gewichtsverlust sind häufige Symptome bei depressiven Patienten. Wie Berger et al. (1984) gezeigt haben, kann bei Normalpersonen ein pathologisches Dexamethason-Testergebnis durch experimentell herbeigeführten Gewichtsverlust provoziert

Tabelle 1. Störfaktoren, die den Dexamethason-Suppressionstest beeinflussen können

Störfaktoren, die zu falschen DST-Ergebnissen führen		Konsequenzen für den DST bei psychiatrischen Patienten
Körperlicher Streß	Gewichtsverlust Schlafentzug Körperliche Anstrengung	Es muß auf ausreichende Nahrungsaufnahme vor der DST-Durchführung geachtet werden. Patienten mit schweren Schlafstörungen haben häufiger pathologische DST-Ergebnisse
Psychischer Streß	Stationäre Aufnahme Akute Trauer-Reaktion etc. Bevorstehende Operation Freies Reden in der Öffentlichkeit	DST-Ergebnisse während der ersten 3 Tage nach stationärer Aufnahme sind oft falsch positiv. Vor allem bei Kontrollpopulationen müssen exogene Stressoren ausgeschlossen sein
Schwangerschaft	Hormonelle Umstellung	Bei Schwangerschaft ist der DST nicht anwendbar
Körperliche Erkrankungen	Fieber, auch leichte Infekte, Neoplasien, Diabetes, Endokrinopathien etc.	Sorgfältiger Ausschluß auch leichterer Erkrankungen
Alkoholkrankheit	Alkoholabusus oder Alkoholentzug führen zu pathologischen DST-Ergebnissen	Alkoholanamnese ist unumgänglich, da Alkoholmißbrauch oftmals eine Begleiterscheinung bei psychiatrischen Erkrankungen ist
Medikamente	Barbiturate, Antikonvulsiva, Östrogene, einschließlich östrogenhaltiger Kontrazeptiva, akutes Absetzen von Antidepressiva und Benzodiazepinen	Der DST sollte nicht während medikamentöser Umstellung durchgeführt werden. Auf (heimliche) Einnahme von Barbituraten und von Hydantoinen ist zu achten
Technische Faktoren	Fehlende Normwerte für die Bestimmungsmethode, Dexamethason-Bioverfügbarkeit	DST-Untersuchungen bei psychiatrischen Patienten erfordern eine Anpassung üblicher Kortisolassays an den Meßbereich 20–80 ng/ml Kortisol und Normalwerte von Kontrollpersonen. Es muß die Möglichkeit der Messung von Dexamethason vorhanden sein

werden. Verlaufsuntersuchungen haben allerdings gezeigt, daß DST-Nichtsuppression nicht allein auf Gewichtsverlust zurückgeführt werden kann (Holsboer et al. 1984d; Gerken et al. 1985). Es wurde vielmehr die Hypothese aufgestellt, daß erhöhte Sekretion von CRF im zentralen Nervensystem einerseits zu Hypersekretion von ACTH und Kortisol führt, darüber hinaus aber wegen seiner zentralen und von der Peripherie unabhängigen Wirkung auch zu Appetitverlust mit nachfolgendem Gewichtsverlust führen kann (Holsboer et al. 1984d). Dies wird durch Verhaltensbeobachtungen gestützt, die zeigen konnten, daß Tiere, denen zentral CRF appliziert wurde, in einer Streßsituation weniger Nahrung zu sich nehmen, als Kontrolltiere, bei denen in der gleichen experimentellen Situation kein CRF zugeführt wurde.

Der Einfluß der Pharmakokinetik von Dexamethason wird unterschiedlich bewertet. Während Carroll et al. (1980) und Rubin et al. (1980) anhand kleiner Fallzahlen die Möglichkeit ausschlossen, das DST-Ergebnis könne durch die Pharmakokinetik der Testsubstanz beeinflußt werden, berichteten wir erstmals, daß die Dexamethason-Plasmakonzentrationen bei Patienten mit pathologischem DST-Ergebnis niedriger sind als bei DST-Suppressoren (Holsboer 1983; Holsboer et al. 1984c). Dieser, auch von anderen Untersuchern replizierte Befund (Berger et al. 1984; Arana et al. 1984), läßt allerdings nicht die Schlußfolgerung zu, daß nicht adäquat supprimierte Kortisol-Plasmakonzentrationen lediglich ein Epiphänomen verminderter Resorption von Dexamethason oder von dessen beschleunigtem Abbau seien. Hierzu sind pharmakokinetische Untersuchungen, vor allem in der frühen Biophase, zu fordern. Interessanterweise findet sich der Unterschied in den Plasma-Dexamethasonkonzentrationen zwischen Kortisolsuppressoren und Nichtsuppressoren nach klinischer Remission und Normalisierung im DST nicht mehr (Holsboer et al., 1985b).

DST und Diagnose

Mitte der 70er Jahre postulierten einige amerikanische Autoren, daß nur diejenigen Patienten, die klinisch als endogen depressiv diagnostiziert werden, die beschriebene Kortisol-Nichtsuppression nach Dexamethason zeigen würden. Diese Hypothese schien die bis dahin in der Psychiatrie völlig neuartige Möglichkeit einer biochemischen Diagnosenvalidierung zu eröffnen. Wie in Tabelle 2 anhand einiger repräsentativer Studien zusammengestellt, zeigt sich, daß hinsichtlich seiner Spezifität für die Diagnose endogene Depression vorerst noch sehr unterschiedliche Auffassungen existieren.

Für diese Diskrepanzen können verschiedene Ursachen verantwortlich sein. Neben den bereits diskutierten Störfaktoren müssen vor allem auch die Unsicherheiten im diagnostischen Prozeß betont werden. Die zunehmende Akzeptanz von operationalisierten und skalierten Diagnostikmanualen hat bis jetzt das Problem diagnostischer Varianz zwischen verschiedenen Untersuchern nicht lösen können. In nahezu allen Validierungsstudien zum DST wurden bislang diagnostische Zuordnungen als unabhängige Variable vorgegeben und anschließend die Verteilung pathologi-

Tabelle 2. Zusammenstellung der Ergebnisse einiger repräsentativer Studien zur diagnostischen Validität des DST

Autoren	mg Dexamethason	Vergleichspopulationen				Empfindlichkeit	Spezifität
		endogene Depression	nicht-endogene Depression	nicht-depressive psychiatrische Patienten	gesunde Kontrollpersonen		
Brown et al., (1979)	1 oder 2	20	-	29	-	40	100
Holsboer et al. (1980)	2	59	43	-	-	24	86
Carroll et al. (1981)	1 oder 2	215	100	53	70	43	96
Berger et al. (1982)	1.5	44	23	26	-	39	84
Rush et al. (1982)	1 oder 2	32	38	-	-	41	95
Peselow et al. (1983)	1	53	36	-	-	25	81
Stokes et al. (1984)	1	94	-	-	77	29	90
Evans u. Nemeroff (1984)	1	105	36	-	-	64	86

scher DST-Ergebnisse auf diagnostische Kategorien vorgenommen. Da die unabhängige Variable (Diagnose) aber selbst mit erheblicher Varianz belastet ist (Bech et al. 1983), konnte deren Validierung mit einem Labortest kaum gelingen.
Von Kritikern des DST als diagnostischem Hilfsmittel werden Befunde zitiert, wonach sich pathologische Testergebnisse ebenfalls sowohl bei Patienten mit Anorexia und Bulimia nervosa als auch bei solchen mit schizoaffektiven Psychosen finden. Während bei Anorexia nervosa ein pathologisches DST-Ergebnis möglicherweise durch den akuten Gewichtsverlust zustandegekommen sein kann, mag sein Vorkommen bei Patienten mit Bulimia als Hinweis für eine biologische Verwandtschaft zwischen endogener Depression und falschem Eßverhalten interpretiert werden (Cantwell et al. 1977). Ähnlich ist die Situation bei Patienten mit Manie und/oder schizoaffektiver Psychose, für die ebenfalls eine der endogenen Depression ähnliche Ätiologie diskutiert werden kann. Bei schizophrenen Patienten finden sich nur sehr selten pathologische DST-Ergebnisse.
Zusammenfassend muß zum jetzigen Stand der Diskussion über die diagnostische Validität des DST festgestellt werden, daß die hohe Erwartung, nosologische Konzepte durch diesen Funktionstest zu validieren, nicht erfüllt wurde. Jetzt den DST als unspezifisches Epiphänomen abzutun, wäre aber ebenso unkritisch, wie es vor Jahren unkritisch war, den DST als spezifischen Test für die endogene Depression zu propagieren. Ein Vergleich der diagnostischen Eigenschaften des Dexamethasontests mit etablierten Laboruntersuchungen anderer Fachdisziplinen läßt seinen Stellenwert für die Psychiatrie realistischer abschätzen (Tabelle 3).
Einige Arbeiten haben in letzter Zeit darauf hingewiesen, daß der prädiktive Wert eines pathologischen DST-Ergebnisses für eine spezielle Diagnose wesentlich von der Häufigkeit der Erkrankung in der untersuchten Population (Prävalenz) abhängt (Galen 1983; Baldessarini et al. 1983; Holsboer 1985). Die

Tabelle 3. Vergleich der Empfindlichkeit und der diagnostischen Spezifität einiger Laboruntersuchungsintrumente verschiedener medizinischer Fachrichtungen

Test	Empfindlichkeit	Spezifität	Gesamt
Körperliche Untersuchung bei Hepatomegalie	50	47	97
BD, EKG, Rö-Thorax bei Hochdruck	40	59	99
DST für endogene Depression			
RDC	39	85	124
ICD-9	40	87	127
EEG im anfallsfreien Intervall für Epilepsie	52	96	148
Plasma CEA für kolorektales CA	72	80	152
EKG für Li-Herzhypertrophie	58	97	155

Tabelle 4. Einfluß der Prävalenz für endogene Depression (ICD-9) auf den prädiktiven Wert des DST unter der Annahme einer Empfindlichkeit von 36% und einer diagnostischen Spezifität von 95%

Prävalenz der Erkrankung endogene Depression %	Prädiktiver Wert eines positiven DST für die Diagnose endogene Depression %	
10	36	ambulante Praxis
20	56	
30	68	Nervenklinik
40	77	
50	83	Psychiatrische Universitätsklinik
60	88	
70	92	
80	95	Depressionsforschungseinrichtung
90	98	

Zusammenstellung in Tabelle 4 zeigt, daß der DST selbst bei der Annahme sehr günstiger Testeigenschaften nicht als Screeningmethode für die Diagnose endogene Depression oder „major depressive disorder" (DSM-III) geeignet ist und nur in Einrichtungen mit hoher Prävalenz für depressive Erkrankungen klinisch sinnvoll ist.

DST und Therapieprädiktion

Die Überwachung eines Krankheitszustands und seiner Therapie mit spezifischen Pharmaka durch einen Laborparameter ist eine der wichtigsten Anwendungen der klinischen Chemie in der Medizin. Es sei hier an die Überwachung der Blutglukose bei der Therapie des Diabetes mellitus erinnert. Da pathologische DST-Ergebnisse, wie erwähnt, zustandsabhängig sind, untersuchten wir, welcher Zusammenhang zwischen klinischer Remission und Normalisierung eines initial pathologischen DST besteht. Dabei beobachteten wir eine schrittweise Abnahme der Plasma-Kortisolkonzentration nach DST parallel zur klinischen Besserung (Holsboer et al. 1982a). Dabei ging die Normalisierung des DST Ergebnisses in der überwiegenden Zahl der Fälle der vollständigen klinischen Remission etwa 2-3 Wochen voraus. In mehreren Fällen beobachteten wir ferner, daß ein Persistieren pathologischer DST-Ergebnisse oder erneutes Auftreten pathologischer DST-Ergebnisse nach vorübergehender Normalisierung mit einem erhöhten Rückfallrisiko verknüpft war (Holsboer et al. 1982a, 1983). Auch andere Untersucher haben diese Assoziation zwischen DST-Ergebnis und klinischem Verlauf beobachtet (Greden et al. 1983; Georgotas et al. 1984). Eingeschränkt wird diese Anwendung durch die eigentliche Schwäche des DST, nämlich seine geringe Empfindlichkeit, die je nach Wahl der oralen Dosis, des Referenzwerts (40-60 ng/ml Kortisol nach 1-2 mg Dexamethason) und der Zahl der Blutabnahmen nach Gabe der Testdosis zwischen 30-60% schwankt. Wie erwähnt, führt die Gabe von Dexamethason zur Suppression von ACTH und konsekutiv zur Suppression aller ACTH-abhängigen adrenokortikalen Steroide. Wie die gleichzeitige Messung mehrerer Steroide zeigte, läßt sich die Empfindlichkeit des DST für die verlaufsprädiktive Anwendung steigern, wenn mehrere Glukokortikoide parallel nach Dexamethason gemessen werden (Holsboer et al. 1982b, c; 1983; 1984c; Wilens et al. 1984). Einige neuere Arbeiten diskutieren, ob das DST-Ergebnis ein Hinweis für das therapeutische Ansprechen auf Schlafentzugstherapie ist (Nasrallah u. Coryell 1982; King et al. 1982; Trachsler et al. 1985). Beckmann et al. (1984) haben in kontrollierten Studien Hinweise erarbeitet, wonach Patienten mit pathologischem DST-Ergebnis besser auf Amitriptylin ansprechen, während Patienten mit DST-Suppression besser auf Nomifensin ansprechen. Dieser auch von Brown et al. (1979) propagierte Ansatz einer differentiellen Pharmakotherapie auf der Grundlage des DST-Ergebnisses wird noch unterschiedlich beurteilt (Greden et al. 1983). Unabhängig von den zugrundeliegenden theoretischen Konzepten solcher Untersuchungen sind sie von heuristischem Wert, da sie einen Zugang zur praktischen Anwendung neuroendokrinologischer Funktionstests eröffnen.

Endokrinologie und Psychopathologie

Es sind zahlreiche Versuche unternommen worden, psychopathologisches Datenmaterial mit endokrinologischen Befunden zu korrelieren. Von all diesen Studien sind im wesentlichen zwei Beobachtungen übriggeblieben. Einmal ist die Wahrscheinlichkeit, ein pathologisches endokrinologisches Datum bei einem psychiatrischen Patienten zu finden um so höher, je schwerer ausgeprägt das psychopathologische Syndrom ist. Zum anderen sprechen einige Befunde dafür, daß vor allem somatische Störungen im Rahmen eines psychopathologischen Befundes die Wahrscheinlichkeit einer Assoziation mit pathologischen endokrinologischen Testergebnissen erhöhen. Zur Diagnosenvalidierung sind endokrinologische Labortests sicherlich nicht geeignet. Dies stellt aber keinesfalls nur

ein Problem für die endokrinologischen Tests dar, sondern charakterisiert auch die Schwierigkeit in der Anwendung diagnostischer Systeme (Kendell 1976; Carroll 1985). Die Diskrepanz zwischen der ICD-Klassifikation und dem DSM-III-System bei der Diagnose endogene Depression bzw. Melancholie ist nur eines von vielen Beispielen. Eine aussichtsreichere Strategie scheint diejenige zu sein, aus allen derzeit gebräuchlichen diagnostischen Systemen diejenigen Symptommuster zu extrahieren, bei denen ein pathologischer Laborwert besonders häufig auftritt (Philipp et al. 1985). Diese Vorgehensweise gestattet es vielleicht herauszufinden, ob ein bestimmtes Verhaltens- oder Symptommuster ein peripher meßbares endokrinologisches Korrelat besitzt. Ähnlich wie auch die anderen medizinischen Fachrichtungen wird auch die Psychiatrie nicht umhin können, objektivierbare biologische Parameter zur Validierung nosologischer Konzepte zu akzeptieren. Dies stellt freilich die Psychopathologie als das Bezugssystem der Psychiatrie nicht in Frage. Eine ganz auf sich gestellte Psychopathologie kann alle Informationen über psychische Erkrankungen nicht in einen geordneten Zusammenhang bringen, nicht zuletzt deshalb, weil psychopathologische Phänomene gemeinsame Endstrecken sehr komplexer Bedingungszusammenhänge sind (Heimann 1979). Diese Problematik bleibt auch dann erhalten, wenn man psychopathologische Daten auf noch so umfänglichen und sorgfältig ausgestalteten psychopathometrischen Skalen abzubilden versucht. Hier läuft die Psychopathologie eher Gefahr, den Empiriebegriff auf das Meßbare zu verengen, ohne daß er den wesentlichen Nachteil gegenüber biologischen Daten aufholen könnte. Messen wir bei einem Patienten ein Dexamethasontest- oder TRH-Testergebnis, so können wir sehr genau mengenmäßig angeben, wie hoch seine Kortisol-Supprimierbarkeit oder seine TSH-Sekretion ist. Für das Ausmaß seiner Angst oder seiner formalen Denkstörungen lassen sich solche präzisen Angaben nicht machen. Diese Ungleichheit der Qualität der Kennwerte darf aber über folgende Aspekte nicht hinwegtäuschen:
Auch die peripher meßbare Hormonsekretion liefert nur Kennwerte, die das Ergebnis verschiedener hochkomplexer, weitgehend unbekannter Vorgänge ist. In solche Kennwerte können auch frühe Prägungserlebnisse eingehen. Es werden möglicherweise sehr früh im zentralen Nervensystem biologische Reaktionsweisen gebahnt, die lebenslang erhalten bleiben. So wurde gezeigt, daß Ratten, die nach der Geburt von ihrer Mutter getrennt wurden, lebenslang eine höhere Reagibilität der Hypophysen-Nebennierenrindenachse aufwiesen als Vergleichstiere (Thomas et al. 1968). Steroid- und Peptidhormone, die wir in der Peripherie messen, beeinflussen im zentralen Nervensystem das Verhalten unabhängig von ihrer Wirkung an der Hypophyse. Im Tierexperiment führt zentral appliziertes CRF zu einer dosisabhängigen Zunahme motorischer Aktivität (Sutton et al. 1982), einer Verringerung der Nahrungsaufnahme in Streßsituationen (Britton et al. 1982) und einer Steigerung der Aktivität noradrenerger Neurone des Locus coeruleus (Valentino et al. 1983). Diese Effekte zeigen sich auch bei hypophysektomierten Tieren. Diese Einschränkungen zur Korrelierbarkeit zwischen peripherer Hormonsekretion und zentraler Wirkung wurden aus Ergebnissen von Tierversuchen abgeleitet. Da bisher aber keine Zelle oder Synapse gefunden wurde, die strukturell oder funktionell irgendwelche menschenspezifische Eigenschaften aufgewiesen hätte, darf vermutet werden, daß diese Schlußfolgerungen auch beim Menschen gelten. Die griffige Formel, die Hypophyse sei ein Fenster zum Hirn, hat über Jahre hinweg die Psychoneuroendokrinologie entscheidend befruchtet. Sie hat allerdings auch zu falschen Hoffnungen verführt und ist Grundlage überzogener Interpretationen der zentralen Mechanismen, die peripheren Hormondysregulationen zugrundeliegen, geworden. Die grundlegenden neuen Erkenntnisse der Neuroendokrinologie zwingen dazu, die Hypophyse lediglich als ein Fenster zum Hypo-

thalamus zu betrachten und in der Messung peripherer Hormone nur einen Teilaspekt zentraler Hormonwirkung zu sehen.

Ausblick

Die Ära, mit Hilfe psychoneurologischer Labortests bestehende Nosologiekonzepte zu validieren, sollte als abgeschlossen betrachtet werden. Die Erkenntnisse der Neuroendokrinologie haben gezeigt, daß peripher gemessene Hormonkonzentrationen nur Kennwerte hochkomplexer neuronaler und humoraler Stoffwechselvorgänge sind, deren physiologische Ursachen wir nicht kennen. Solche Meßwerte sollten nicht global als periphere Abbildung zentraler hormoneller und neuronaler Aktivität aufgefaßt werden. Es ist daher auch sehr fraglich, ob es je gelingen wird, mit Hilfe endokrinologischer Untersuchungen nach verschiedenen Stimulations- und Suppressionsversuchen Kenntnis über die den psychiatrischen Erkrankungen zugrundeliegenden neuronalen Dysregulationen zu finden. Diese vorsichtige Haltung sollte aber nicht zu Pessimismus verführen, sondern daran erinnern, was Manfred Bleuler (1954) vor 30 Jahren in seinem Lehrbuch „Endokrinologische Psychiatrie" vermerkte:

„Die endokrinologische Psychiatrie hat andere, höhere Aufgaben, als spekulativ und simplizistisch konzipierte Kausalzusammenhänge zu stützen. Sie hat sich mit den Wechselwirkungen zwischen dem ganzen Menschen und seinen endokrinen und psychischen Einzelfunktionen auseinanderzusetzen".

Aufgabe der Psychoneuroendokrinologie sollte es nicht länger sein, zur Beweisführung, ob es etwa neurotische oder endogene Depressionen als sinnvoll voneinander abgrenzbare nosologische Entitäten gibt, herangezogen zu werden. Vielmehr sollte versucht werden, reliable syndromspezifische Laborparameter zu erarbeiten, die dann in multiaxiale Klassifikationssysteme eingebaut werden können. Wenn solche Labormarker zur Verfügung stehen, wären wir in der Lage, homogenere Patientengruppen zu definieren und Studienergebnisse verschiedener Zentren miteinander zu vergleichen. Dies hätte nicht nur Vorteile für die Forschung, sondern auch für die Klinik zur Konstruktion von selektiven Behandlungsplänen.

Die Entwicklung solcher reliabler Labormarker setzt methodische Fortschritte im endokrinologischen und neurochemischen Laboratorium voraus.

Literatur

Arana GW, Workman RJ, Baldessarini RJ (1984) Association between low plasma levels of dexamethasone and elevated levels of cortisol in psychiatric patients given dexamethasone. Am J Psychiatry 141: 1619-1620

Asnis GM, Sachar EJ, Halbreich U, Nathan RS, Ostrow L, Halpern PS (1981) Cortisol secretion and dexamethasone response in depression. Am J Psychiatry 138: 1218-1221

Baldessarini R, Finklestein S, Arana GW (1983) The predictive power of diagnostic tests and the effect of prevalence of illness. Arch Gen Psychiatry 40: 569-573

Bech P, Gjerris A, Anderson J (1983) The melancholia scale and the Newcastle scales: item-combination and inter-observer reliability. Br J Psychiatry 143: 58-63

Beckmann H, Holzmüller B, Fleckenstein P (1984) Clinical investigations into antidepressive mechanisms. II. Dexamethasone suppression test predicts response to nomifensine or amitriptyline. Acta Psychiatr Scand 70: 342-353

Berger M, Doerr P, Lund T, Bronisch T, von Zerssen D (1982) Neuroendocrinological and neurophysiological studies in major depressive disorders: Are there biological markers for the endogenous subtype? Biol Psychiatry 17: 1217-1242

Berger M, Birke KM, Doerr P, Krieg JC, v. Zerssen D (1984) The limited utility of the dexamethasone suppression test for the diagnostic process in psychiatry. Br J Psychiatry 145: 372-382

Bleuler M (1954) 1. Einleitung: Ziele, Grundlagen und Grenzen. In: Bleuler M (Hrsg) Endokrinologische Psychiatrie. Thieme, Stuttgart, S 1-27

Britton DR, Koob GF, Rivier J, Vale W (1982) Intraventricular corticotropin-releasing factor enhances behavioral effects of novelty. Life Sci 31: 363-367

Brown WA, Johnston R, Mayfield D (1979) The 24-hour dexamethasone suppression test in a clinical setting: relationship to diagnosis, symp-

toms and response to treatment. Am J Psychiatry 136: 543-547
Cantwell DP, Sturzenberger S, Burroughs J, Salkin B, Green JK (1977) Anorexia nervosa, an affective disorder? Arch Gen Psychiatry 34: 1037-1093
Carroll BJ (1985) Dexamethasone suppression test: a review of contemporary confusion. J Clin Psychiatry (in press)
Carroll BJ, Schroeder K, Mukhodpadhyay S, Greden JF, Feinberg M, Ritchie M, Ritchie J, Tarika J (1980) Plasma dexamethasone concentrations and cortisol suppression response in patients with endogenous depression. J Clin Endocrinol Metab 51: 433-437
Carroll BJ, Feinberg M, Greden JF, Tarika J, Albala AA, Haskett RF, James N, Kronfol Z, Lohr N, Steiner M, Vigne JP de, Young E (1981) A specific laboratory test for the diagnosis of melancholia. Arch Gen Psychiatry 38: 15-22
Evans DL, Nemeroff CB (1984) Clinical use of the dexamethasone suppression test in DSM III affective disorders. Arch Gen Psychiatry (submitted)
Extein I, Pottash ALC, Gold MS, Cowdry RW (1982) Using the protirelin test to distinguish mania from schizophrenia. Arch Gen Psychiatry 39: 77-81
Fang VS, Warenica B, Meltzer HY (1982) Dexamethasone suppression test: technique and accuracy. Arch Gen Psychiatry 39: 1217-1218
Galen RS (1983) The predictive value of laboratory diagnoses. Bull Mol Biol Med 8: 159-169
Georgotas A, Stokes PE, Krakowski M, Fanelli C, Cooper T (1984) Hypothalamic-pituitary-adrenocortical function in geriatric depression: diagnostic and treatment implications. Biol Psychiatry 19: 685-693
Gerken A, Maier W, Holsboer F (1985) Weekly monitoring of dexamethasone suppression response in depression: its relationship to change of body weight and psychopathology. Psychoneuroendocrinology (in press)
Gold MS, Pottash ALC, Ryan N, Sweeney DR, Davies RK, Martin DM (1980) TRH-induced TSH response in unipolar bipolar and secondary depressions: possible utility in clinical assessment and differential diagnosis. Psychoneuroendocrinology 5: 144-155
Greden JF, Gardner R, King D, Grunhaus L, Kronfol Z, Carroll BJ (1983) Dexamethasone suppression tests in antidepressant treatment of melancholia. The process of normalization and test-retest reproducibility. Arch Gen Psychiatry 40: 493-500
Heimann H (1979) Klinische und psychopathologische Grundlagen. In: Kisker KP, Meyer JE, Müller C, Strömgren E (Hrsg) Psychiatrie der Gegenwart, Forschung und Praxis, Grundlagen und Methoden der Psychiatrie, Teil 1. Springer, Berlin Heidelberg New York, S 2-42
Holsboer F, Bender W, Benkert O, Klein HE, Schmauss M (1980) Diagnostic value of dexamethasone suppression test in depression. Lancet I: 706
Holsboer F, Liebl R, Hofschuster E (1982a) Repeated dexamethasone suppression test during depressive illness. Normalization of the test result compared with clinical improvement. J Affect Dis 4: 93-101
Holsboer F, Winter K, Doerr HG, Sippell WG (1982b) Dexamethasone suppression test in female patients with endogenous depression: determination of plasma corticosterone, 11-deoxycorticosterone, 11-deoxycortisol, cortisol and cortisone. Psychoneuroendocrinology 7: 329-338
Holsboer F, Doerr HG, Sippell WG (1982c) Dexamethasone suppression of 11-deoxycorticosterone, corticosterone, and cortisol in depressed female patients and normal controls. Acta Psychiatr Scand 66: 18-25
Holsboer F (1983) Prediction of clinical course by dexamethasone suppression test (DST) response in depressed patients - physiological and clinical construct validity of the DST. Pharmacopsychiatry 16: 186-191
Holsboer F, Steiger A, Maier W (1983) Four cases of reversion to abnormal dexamethasone suppression test response as indicator of clinical relapse: a preliminary report. Biol Psychiatry 18: 911-916
Holsboer F, Doerr HG, Gerken A, Müller OA, Sippell WG (1984a) Cortisol, 11-deoxycortisol and ACTH-concentrations after dexamethasone in depressed patients and healthy volunteers. Psychiatry Res 11: 15-23
Holsboer F, Gerken A, Steiger A, Fass V (1984b) The mean 14.00 h-17.00 h plasma cortisol concentration and its relationship to the 1 mg dexamethasone suppression response in depressives and controls. Acta Psychiatr Scand 69: 383-390
Holsboer F, Haack D, Gerken A, Vecsei P (1984c) Plasma dexamethasone concentrations and differential glucocorticoid suppression response in depressives and controls. Biol Psychiatry 19: 281-291
Holsboer F, Philipp M, Gerken A (1984d) Dexamethasone suppression test (DST) and weight loss. Psychiatry Res 13: 353-354
Holsboer F (1985) Die Entwicklung endokrinologischer Tests in der Depressions-Forschung am Beispiel des Dexamethason-Suppressions-Test. In: Hippius H, Matussek N (Hrsg) Möglichkeiten und Grenzen der Differential-Therapie der Depression. Karger Basel (in press)
Holsboer F, Benkert O (1985) Neuroendokrinolo-

gische und endokrinologische Forschung bei depressiven Patienten. Nervenarzt 56: 1–11

Holsboer F, Gerken A, von Bardeleben U, Grimm W, Stalla GK, Müller OA (1985a) Relationship between pituitary responses to human corticotropin-releasing factor and thyrotropin-releasing hormone in depressives and normal controls. Eur J Pharmacol (in press)

Holsboer F, Boll E, Gerken A, Haack D, Klee S, Möller S (1985b) Plasma dexamethasone concentrations after DST during depressive illness and following remission. Psychiatry Res (in press)

Kendell RE (1976) The classification of depressions: a review of contemporary confusion. Br J Psychiatry 129: 15–28

King D, Dowdy S, Jack R, Gardner R, Edwards P (1982) The dexamethasone suppression test as a predictor of sleep deprivation antidepressant effect. Psychiatry Res 7: 93–99

Langer G, Resch F, Aschauer H, Keshavan MS, Koinig G, Schönbeck G, Dittrich R (1984) TSH-response patterns to TRH stimulation may indicate therapeutic mechanisms of antidepressant and neuroleptic drugs. Neuropsychobiology 11: 213–218

Loosen PT, Prange AJ jr (1982) Serum thyrotropin response to thyrotropin-releasing hormone in psychiatric patients: a review. Am J Psychiatry 139: 405–416

Lowy MT, Reder AT, Antel JP, Meltzer HY (1984) Glucocorticoid resistance in depression: the dexamethasone suppression test and lymphocyte sensitivity to dexamethasone. Am J Psychiatry 141: 1365–1370

Mandell AJ, Chapman LF, Rand RW, Walter RD (1963) Plasma corticosteroids: changes in concentration after stimulation of hippocampus and amygdala. Science 139: 1212

Matussek N (1978) Neuroendokrinologische Untersuchungen bei depressiven Syndromen. Nervenarzt 49: 569–575

Morley JE (1981) Neuroendocrine control of thyrotropin secretion. Endocr Rev 2: 396–436

Nasrallah HA, Coryell WH (1982) Dexamethasone nonsuppression predicts the antidepressant effects of sleep deprivation. Psychiatry Res 6: 61–64

Peselow BD, Goldring N, Fieve RR, Wright R (1983) The dexamethasone suppression test in depressed outpatients and normal control subjects. Am J Psychiatry 140: 245–247

Philipp M, Maier W, Holsboer F (1985) Psychopathological correlates of plasma cortisol after dexamethasone suppression: a polydiagnostic approach. Psychoneuroendocrinology (in press)

Reus VI, Joseph MS, Dallman MF (1982) ACTH levels after the dexamethasone suppression test in depression. N Engl J Med 306: 238–239

Rubin RT, Poland RE, Blodgett ALN, Winston RA, Forster B, Carroll BJ (1980) Cortisol dynamics and dexamethasone pharmacokinetics in primary endogenous depression: preliminary findings. In: Brambilla S, Racagni G, de Wied D (eds) Progress in Psychoneuroendocrinology. Elsevier North Holland Biomedical Press, pp 223–234

Rush J, Giles DE, Roffwarg HP, Parker CR (1982) Sleep EEG and dexamethasone suppression test findings in outpatients with unipolar major depressive illness. Biol Psychiatry 17: 327–341

Sachar EJ (1975) Neuroendocrine abnormalities in depressive illness. In: Sachar EJ (ed) Topics in Psychoneuroendocrinology. Grune & Stratton, New York San Francisco London, p 135–156

Stokes PE, Stoll PM, Koslow SH, Maas JW, Davis JM, Swann AC, Robins E (1984) Pretreatment DST and hypothalamic-pituitary-adrenocortical function in depressed patients and comparison groups. Arch Gen Psychiatry 41: 257–267

Sutton RE, Koob GF, Le Moal M, Rivier J, Vale W (1982) Corticotropin releasing factor produces behavioral activation in rats. Nature 297: 331–333

Thomas EB, Levine S, Arnold WJ (1968) Effects of maternal deprivation and incubations rearing upon adrenocortical activity in the adult rat. Dev Psychobiol 1: 21–23

Trachsler E, Höchli D, von Luckner N, Woggon B (1985) Dexamethasone suppression test before and after partial sleep deprivation in depressed schizophrenic and schizoaffective patients. Pharmacopsychiatry (in press)

Valentino RJ, Foote SL, Aston-Jones G (1983) Corticotropin-releasing factor activates noradrenergic neurons of the locus coeruleus. Brain Res 270: 363–367

Wilens TE, Ritchie JC, Carroll BJ (1984) Comparison of plasma cortisol and corticosterone in the dexamethasone suppression test for melancholia. Psychoneuroendocrinology 9: 45–55

Winokur A, Caroff SN, Amsterdam JD, Maislin G (1984) Administration of thyrotropin-releasing hormone at weekly intervals results in a diminished thyrotropin response. Biol Psychiatry 5: 695–702

Vorhersagbarkeit des Therapieansprechens depressiver Patienten auf Doxepin

M. Philipp, V. Beck, M. Glocke, K. Metz, R. Scherhag und R. Schmidt

Einleitung

Die Vorhersagbarkeit eines zu erwartenden Therapieerfolgs stellt in allen medizinischen Disziplinen das wichtigste Ziel dar. Jede therapeutische Entscheidung geht letztlich von Annahmen über den zu erwartenden Therapieerfolg aus: Die jeweils eingeschlagene therapeutische Strategie ist deshalb gewählt worden, weil sie nach Meinung des Arztes unter allen in Frage kommenden therapeutischen Maßnahmen die relativ größte Erfolgsaussicht besitzt. Daß in diesen Entscheidungsprozeß des weiteren Annahmen über die zu erwartenden Behandlungsrisiken eingehen, und die einer Therapieentscheidung vorangestellte Prognose folglich immer Ausdruck einer Güteabwägung zwischen erwartetem Therapieerfolg und erwartetem Behandlungsrisiko ist, braucht nicht weiter betont zu werden.

Obwohl also jedwede therapeutische Entscheidung eines Arztes aufgrund einer prognostischen Annahme darüber zustande kommt, daß ein gegebener Patient auf eine bestimmte Behandlungsmaßnahme eine über das Zufallsmaß hinausgehende therapeutische Erfolgswahrscheinlichkeit besitzt, ist die Sicherheit, mit welcher der Arzt die individuelle Therapieprognose stellt, und die Wahrscheinlichkeit, mit welcher sich die Prognose im Einzelfall erfüllt, in Abhängigkeit von der Art der Erkrankung und der Art der Therapie recht unterschiedlich. Wenn sie z. B. in operativen Fächern bei bestimmten Erkrankungen annähernd vollständig ist (die operative Entfernbarkeit eines kleinen Lipoms des Unterhautgewebes wird sich wahrscheinlich in den allermeisten Fällen mit Sicherheit vorhersagen und operativ bestätigen lassen) ist die Vorhersagbarkeit des Therapieerfolgs im Bereich der psychiatrischen Pharmakotherapie im allgemeinen recht gering. Der hieraus resultierende Zwang des Ausprobierens einzelner Substanzen und Dosierungen ohne hinreichend befriedigende Vorhersagemöglichkeiten, ob das gewählte Medikament in der gewählten Dosierung gerade für diesen Patienten die richtige Wahl darstellt, hat immer wieder zu neuen Versuchen geführt, patientenbezogene Prädiktoren herauszufinden, welche es erlauben würden, die Vorhersagbarkeit des Therapieerfolgs für den Einzelfall zu verbessern. Die bisher vorliegenden Ergebnisse der Prädiktorforschung sind jedoch bezüglich ihrer klinischen Relevanz wenig ermutigend und in weiten Bereichen widersprüchlich (Woggon 1983).

Die folgenden Merkmale wurden als prädiktiv für ein eher günstiges Therapieansprechen auf Antidepressiva beschrieben: jüngeres Lebensalter (Wittenborn 1973); männliches Geschlecht (Wilson et al. 1967); Zugehörigkeit zu einer höheren sozialen Schicht (Raskin et al. 1973; Rickels et al. 1964); Fehlen neurotischer, hypochondrischer und hysterischer Charakterzüge (Deykin u. DiMascio 1972; Downing u. Rickels 1972; Paykel et al. 1973; Wittenborn 1966); familiäre Belastung mit psychiatrischen Erkrankungen (Raskin et al. 1970); Ersterkrankung im mittleren oder späten Lebensalter (Raskin et al. 1970); niedrige Phasenzahl (Angst 1961, 1963; Angst et al. 1974; Deykin u. DiMascio 1972; Pakesch et al. 1960; Paykel et al. 1973; Raskin et al. 1970; Waldron u. Bates 1965; Wittenborn et al. 1973); Dauer der aktuellen Erkrankung von weniger als 6 Monaten (Deykin u. DiMascio 1972; Lesse 1960; Angst 1961, 1965; Kiloh et al. 1962); Fehlen psychogener Auslöser für die depressive Episode (Kiloh et al. 1962; Raskin 1970); Antriebshemmung (Angst 1961; Hollister u. Overall 1965; Lesse 1960; Kunz 1959); Fehlen von Wahnideen (Angst 1961; Friedmann et al. 1961; Glassman et al. 1975; Hordern et al. 1963; Kupfer u. Spiker 1981; McLean et al. 1960; Robin u. Langley 1964; Schmitt 1959; Stoller 1960); schwere Ausprägung der initialen depressiven Symptomatik (Downing u. Rickels 1972; Paykel 1972; Paykel et al. 1973); besseres Ansprechen endogener als nichtendogener Depressionen (Ayd 1960; Azima 1959; Dally 1961; Deykin u. DiMascio 1972; Kiloh et al. 1962; Paykel 1972; Paykel et al. 1973; Raskin et al. 1970; Raskin u. Crook 1976; Wilson et al. 1967). Ferner wurde das Ansprechen auf Schlafentzug (Wirz-Justice et al. 1976), das Vorhandensein bestimmter endokrinologischer Funktionsmuster (Philipp et al. 1979) und ein initial nicht unterdrückter (pathologischer) Dexamethason-Suppressionstest (Brown et al. 1979) als prädiktiv angesehen.

Nahezu allen der eben genannten je einen Prädiktor bestätigenden Untersuchungen lassen sich andere Untersuchungen gegenüberstellen, die den jeweils vermuteten Prädiktor nicht haben bestätigen können oder, in Einzelfällen, sogar eine negative prädiktive Wertigkeit des jeweiligen Merkmals beschreiben: keine Beziehung zwischen Lebensalter und Therapieerfolg (Abraham et al. 1963; Angst 1961, 1965; Angst et al. 1974; Cleveland u. Townsend 1960; Kupfer u. Spiker 1981; Lesse 1960; Schmitt 1959; Wilson et al. 1967); kein unterschiedliches Ansprechen zwischen Männern und Frauen (Abraham et al. 1963; Angst 1961; Angst et al. 1967, 1974; Ball u. Kiloh 1959; Cleveland u. Townsend 1960; Fleminger u. Groden 1962; Kupfer u. Spiker 1981; Lesse 1960); kein Einfluß von Schulbildung und Berufsausbildung (Angst et al. 1974); kein Zusammenhang mit der prämorbiden Persönlichkeit (Angst 1961, 1963; Cleveland u. Townsend 1960; Wilson et al. 1967); kein Zusammenhang mit familiärer Belastung durch endogene Psychosen (Angst 1961, 1965); kein Einfluß des Ersterkrankungsalters (Angst 1961, 1963, 1965; Angst et al. 1974; Schmitt 1959); kein Einfluß der Phasenzahl (Fleminger u. Groden 1962; Kupfer u. Spiker 1981; Schmitt 1959); kein Zusammenhang mit der Dauer der aktuellen Symptomatik (Angst et al. 1974; Fleminger u. Groden 1962; Kupfer u. Spiker 1981); kein Einfluß auslösender Faktoren (Angst 1961; Fleminger u. Groden 1962) bzw. positiver Zusammenhang mit psychischen Auslösebelastungen (Angst et al. 1974); kein Einfluß des initialen Schweregrads der Depression (Deykin u. DiMascio 1972) bzw. besseres Ansprechen leichterer Depressionen (Friedmann et al. 1961; Hollister et al. 1964; Kiloh et al. 1962; Robin u. Langley 1964; Waldrohn u. Bates 1965; Wittenborn 1973); kein Unterschied zwischen endogenen und nichtendogenen Depressionen (Abraham et al. 1963; Ball u. Kiloh 1959; Friedmann et al. 1961; Kupfer u. Spiker 1981; Rose u. Westhead 1967; Spear et al. 1964) bzw. besseres Ansprechen neurotischer Depressionen (Wittenborn u. Kirimitci 1975). Auch der Annahme eines therapieprädiktiven Werts des Dexamethason-Suppressionstestes wurde widersprochen (Carroll 1980).

Der Umstand, daß an verschiedenen Patientenstichproben unterschiedliche und sich z. T. widersprechende Ergebnisse gefunden wurden, belegt eine ausgeprägte Stichprobenabhängigkeit der meisten der als Prädiktoren diskutierten Merkmale. Es konnte auch von Woggon (1983) gezeigt werden, daß einzelne anamnestische, psychosoziale und psychopathologische Prädiktoren, die sich an der einen Hälfte des untersuchten Patientenguts hatten finden lassen, sich mit einer Ausnahme, nämlich des Schweregrads der Initialsymptomatik, an der anderen Hälfte des Patientenguts nicht bestätigen ließen. Diesem Problem der großen Stichprobenabhängigkeit sollte in der vorliegenden Untersuchung deshalb auf zweierlei Wegen begegnet werden: Zum einen durch die Gewährleistung einer hinreichend großen Untersuchungsstichprobe, um den Fehler zweiter Art zu reduzieren, d.h. das Nichtauffinden tatsächlich vorhandener Unterschiede in Folge eines zu geringen Stichprobenumfangs; zum anderen durch die Rekrutierung der Untersuchungsstichprobe aus dem ambulanten Patientengut niedergelassener Nervenärzte, wobei wir von der Annahme ausgingen, daß hier die Gefahr einer durch institutionsspezifische Selektions- und Aufnahmekriterien verzerrten Zusammensetzung der Untersuchungsstichproben und der daraus resultierenden eingeschränkten Repräsentativität für die Masse der mit Antidepressiva zu behandelnden depressiven Patienten, die sich zweifellos in ambulanter Therapie befinden, geringer ist.

Die Auswahl der auf ihre mögliche therapieprädiktive Kraft überprüften anamnestischen, psychopathologischen und biologischen Merkmale richtete sich des weiteren nach einem Praktikabilitätsgesichtspunkt. Wenn es möglich sein würde, einzelne Prädiktoren eines guten Therapieansprechens zu isolieren (und diese Prädiktoren in einer späteren Kontrolluntersuchung durch Kreuzvalidierung zu bestätigen), dann würde ein praktischer Anwendungswert für den die Hauptlast der therapeutischen Versorgung depressiver Patienten tragenden niedergelassenen Nervenarzt nur dann bestehen, wenn diese Merkmale unter den ihm zur Verfügung stehenden Ambulanzbedingungen einfach und zuverlässig zu erheben sein würden. Wir beschränkten uns deshalb auf einige in der Routineexploration erfragbare anamnestische Merkmale, auf die ebenfalls in jeder Routineuntersuchung gestellte klinische Diagnose, des weiteren auf die psychopathologischen Kriterien zweier operationalisierter Diagnosensysteme, welche eine Differenzierung endogener und nichtendogener Depressionen erlauben, und den Dexamethason-Suppressionstest als einzige biologische Variable, welche auch in der Ambulanz mit einmaliger Blutentnahme um 16.00 Uhr einfach und in einer auch den Patienten nicht belastenden Form durchgeführt werden kann.

Methodik

Untersucher. Die Untersuchung wurde von 21 niedergelassenen Psychiatern durchgeführt. Sämtliche Studienärzte waren vor Studienbeginn in zwei halbtägigen Seminaren mit dem Ziel der Untersuchung, dem Studienplan und den Untersuchungsinstrumenten vertraut gemacht worden. Die von den Studienärzten zu beurteilenden Klassifikationssysteme und Depressionsskalen (ICD-9; Newcastle-Skala; Michigan-Diskriminationsindex; Hamilton-Depressionsskala; s. unten) wurden Item für Item vorgestellt und an Fallbeispielen erläutert. Die Untersucher wurden ferner mit den Selbstbeurteilungsskalen Depressivitätsskala (DS) und Beck-Depressionsinventar (BDI) vertraut gemacht, welche von den Patienten unter ihrer Aufsicht ausgefüllt werden sollten.

Patienten. 118 Patienten (32 Männer, 86 Frauen) mit medikamentös behandlungsbedürftigen depressiven Syndromen im Alter von 18–65 Jahren wurden in die Untersuchung aufgenommen. Jeder Studienarzt war gehalten, für jeweils 2 Patienten mit der klinischen Diagnose einer endogenen Depression (ICD 296.1, 296.3 oder 296.4) jeweils zwei weitere Patienten mit einer nichtendogenen Depression (ICD 300.4, 309.0, 309.1 oder 311.1) in die Studie aufzunehmen. Ausgeschlossen wurden dabei Patienten mit gravierenden körperlichen Grunderkrankungen, insbesondere endokrinologischen und neurologischen Erkrankungen, Patienten mit einer anamnestisch bekannten schizophrenen oder schizoaffektiven Erkrankung, einer Suchterkrankung oder einer bestehenden Schwangerschaft bzw. Laktation. Aufgenommen wurden ferner nur solche Patienten, die in den letzten 4 Wochen vor Beginn der Studie keine Antidepressiva oder Neuroleptika erhalten hatten, und, im Falle einer Vorbehandlung mit Benzodiazepinen, für mindestens 3 Tage vor Studienbeginn von der Benzodiazepin-Behandlung abgesetzt werden konnten. Ausgeschlossen von der Studie waren schließlich Patienten mit akuter Suizidalität.

Tabelle 1. Gründe für den Abbruch der Studie bei 22 Patienten

Nebenwirkungen	6
Noncompliance	6
Keine Therapieansprechbarkeit	3
Stationäre Einweisung	2
Andere Erkrankungen	3
Unverträglichkeit von Dexamethason	1
Remission	1

96 der 118 die Ein- und Ausschlußbedingungen erfüllenden Patienten konnten über den gesamten 6wöchigen Behandlungszeitraum untersucht und in die Endauswertung aufgenommen werden. 22 der Patienten hatten die Studie vorher abbrechen müssen (10 Patienten innerhalb der ersten 2 Wochen, 7 Patienten während der 3. und 4. Woche und 5 Patienten während der 5. und 6. Woche). Die Gründe für den Studienabbruch sind in Tabelle 1 angeführt.

Psychometrie

Zur operationalisierten Klassifikation des depressiven Syndroms als endogen bzw. nichtendogen wurde vom Untersucher zu Studienbeginn die Newcastle-Skala (Carney et al. 1965) in einer Modifikation von Bech et al. (1980) und der Michigan-Diskriminationsindex für unipolare und bipolare Depressionen (Feinberg u. Carroll 1982, 1983) benutzt. Der Schweregrad der Depressivität wurde zu Beginn, nach 2, 4 und nach 6 Wochen vom Untersucher mit der Hamilton-Depressionsskala (Hamilton 1960) und vom Patienten mit den Selbstbeurteilungsskalen DS (von Zerssen 1976) und BDI (Beck et al. 1961) eingeschätzt. Zur Erfassung von Begleitwirkungen wurde vom Patienten zu Beginn, nach 2, 4 und 6 Wochen der Studie ein Begleitwirkungsfragebogen ausgefüllt, in welchem die Häufigkeit und der Grad der Beeinträchtigung folgender Beschwerden in einer Vierstufenskala eingeschätzt werden sollten: Tagesmüdigkeit, Schwindel, Mundtrockenheit, Verstopfung, erschwertes Wasserlassen, Seh-störungen und Herzklopfen. Gleichzeitig wurde auf einer zweiten Selbstbeurteilungsskala zu den genannten vier Untersuchungszeitpunkten die Schlafdauer und das Ausmaß von Ein- und Durchschlafstörungen erfaßt. Nach Abschluß der 6wöchigen Therapiephase wurde eine subjektive Beurteilung des Therapieerfolgs durch den Patienten und eine globale Beurteilung des Therapieerfolgs durch den behandelnden Arzt als Klartextaussage dokumentiert.

Laboruntersuchungen

Zu Beginn, nach 2, 4 und 6 Wochen der Untersuchung wurde der Dexamethason-Suppressionstest nach folgender Art durchgeführt: 1 mg Dexamethason per os um 23.00 Uhr; Blutentnahme am Folgetag um 16.00 Uhr, Einfrieren des Plasmas zur gemeinsamen Bestimmung des Kortisols und Dexamethasons in allen Proben mittels Radioimmunoassay. Dexamethason-Nonsuppression wurde definiert als ein Plasmakortisolspiegel von 50 oder mehr ng/ml.

Zur Überprüfung der Patientencompliance wurde aus den gleichen Plasmaproben ein qualitativer Nachweis auf Doxepin und Desmethyldoxepin durchgeführt.

Abb. 1 faßt den Zeitplan des Untersuchungsablaufs noch einmal synoptisch zusammen.

Sonstige Untersuchungen

An vier Untersuchungszeitpunkten wurden Blutdruck und Herzfrequenz gemessen sowie neuaufgetretene kardiovaskuläre Beschwerden und Befunde dokumentiert.

Therapie

Die Behandlung wurde mit 100 mg Doxepin (1 × 2 Lacktabletten Aponal forte, 2 h vor dem Schlafengehen) nach einschleichender Dosierung von 50 mg Doxepin während der

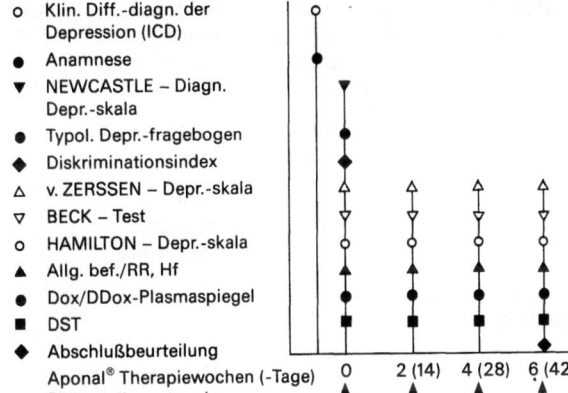

Abb. 1. Schematische Übersicht des Prüfungsablaufs. Dargestellt sind die jeweiligen Untersuchungen, die zu den verschiedenen Einbestellungsterminen durchzuführen waren

ersten 4 Tage durchgeführt. Bei Ausbleiben eines zufriedenstellenden Therapieerfolgs konnte nach 4 Wochen eine Dosiserhöhung auf 150 mg Doxepin (50-0-100 mg) vorgenommen werden. Als Schlafmedikation war bei Bedarf die zusätzliche Verabreichung von 5 mg Diazepam erlaubt.

Beurteilung des Therapieerfolgs

Eine volle Remission (im folgenden Response genannt) wurde als ein Punktwert von 8 oder weniger in der Hamilton-Depressionsskala definiert.

Ergebnisse

1. Diagnostische Beziehungen der DST-Nonsuppression

Die 96 in die Endauswertung einbezogenen Patienten weisen entsprechend den Vorgaben des Studienplans eine ausgeglichene Verteilung endogener und nichtendogener Depressionen auf. Wie Tabelle 2 zeigt, führt die Newcastle-Skala zu einer etwas selteneren, und der Michigan-Diskriminationsindex zu einer etwas häufigeren Diagnose einer endogenen Depression, als dies aufgrund der klinischen Diagnose nach ICD 9 der Fall ist.

Tabelle 2. Verteilung endogener und nichtendogener Depressionen in drei Diagnosensysteme bei 96 Patienten

Diagnosensystem	% Depressionen	
	endogen	nicht-endogen
Klinische Diagnose (ICD-9)	53	47
Newcastle-Skala (NCS)	42	58
Michigan-Diskriminations-Index (MDI)	58	42

Kontingenztafeln der diagnostischen Klassifikation endogener und nichtendogener Depressionen zeigen für alle Vergleiche (ICD 9 versus Michigan-Diskriminationsindex; ICD 9 versus Newcastle-Skala; Newcastle-Skala versus Michigan-Diskriminationsindex) hochsignifikante Chi-Quadratwerte (jeweils p ≤ 0,005).
Bei 73 der 96 Patienten ließ sich der Dexamethason-Suppressionstest (DST) für den gesamten Untersuchungsverlauf auswerten. 36% dieser 73 Patienten zeigten vor Behandlungsbeginn (Tag T 0) eine DST-Nonsuppression. Die Beziehung des Befunds einer DST-Nonsuppression zur Diagnose einer endogenen Depression ist in Tabelle 3 dargestellt.
Die Sensitivität einer DST-Nonsuppression für die Diagnose einer endogenen Depres-

Tabelle 3. Verteilung des Befundes einer Nonsuppression im Dexamethason-Suppressionstest bei 73 endogenen und nichtendogenen Depressionen, klassifiziert nach drei Diagnosensystemen

Diagnosensystem	% Dexamethason-Nonsuppressoren	
	endogene Depression	nicht-endogene Depression
Klinische Diagnose (ICD-9)	49	21
Newcastle-Skala (NCS)	58	32
Michigan-Diskriminations-Index (MDI)	48	18

Tabelle 4. „Nebenwirkungen" vor und während der Therapie mit 100 mg Doxepin/Tag

Art der Nebenwirkungen	Anzahl der Patienten mit Nebenwirkungen			
	T_0	T_1	T_2	T_3
Tagesmüdigkeit	77	79	65	60
Schwindel	48	34	44	39
Mundtrockenheit	53	70	61	65
Verstopfung	37	37	44	25
Wasserlassen erschwert	13	12	14	7
Sehstörungen	39	37	34	33
Herzklopfen	66	61	54	44

sion liegt in Abhängigkeit vom Klassifikationssystem bei 48% (MDI), 49% (ICD 9) und 58% (NCS). Die Spezifität aller DST-Nonsuppressionen für die Diagnose einer nichtendogenen Depression beläuft sich auf 68% (NCS), 79% (ICD 9) bzw. 82% (MDI). Hieraus resultiert für den Fall einer Gleichverteilung endogener und nichtendogener Depressionen ein positiver prädiktiver Wert (PPV 50) von 64% (NCS), 70% (ICD 9) bzw. 73% (MDI) für das Vorliegen einer DST-Nonsuppression. Mit anderen Worten: Bei einer gleichhäufigen Verteilung endogener und nichtendogener Depressionen identifiziert der Befund einer DST-Nonsuppression in 64, 70 bzw. 73% der Fälle das Vorliegen einer endogenen Depression (im Vergleich hierzu würde die zufallsbedingte Trefferhäufigkeit bei 50% liegen).

2. Verträglichkeit

6 der ursprünglich 118 Patienten brachen die Behandlung wegen des Auftretens von Nebenwirkungen ab. Bei den in die Endauswertung eingehenden 96 Patienten zeigten sich die üblicherweise als Begleitwirkungen trizyklischer Antidepressiva angeführten Beschwerden Tagesmüdigkeit, Schwindel, Verstopfung, erschwertes Wasserlassen, Sehstörungen, Herzklopfen und Mundtrockenheit bei einer großen Zahl der zuvor nicht mit Antidepressiva vorbehandelten Patienten bereits vor Beginn der Doxepinmedikation (Tabelle 4). Mit Ausnahme des Symptoms Mundtrockenheit nimmt die Häufigkeit der Patienten, die über das entsprechende Symptom klagen, zum Ende der 6wöchigen Behandlungsphase ab.

3. Therapieerfolg

Abbildung 2 zeigt den Verlauf der Hamilton-Punktwerte (HAMD) während der 6wöchigen Therapie mit 100 mg Doxepin/Tag. Ausgehend von einem Mittelwert von 21,3 ($\pm 5,7$) sinkt der Mittelwert in der HAMD nach 2 Wochen auf 14,0 ($\pm 7,7$), nach 4 Wochen auf 10,0 ($\pm 6,0$) und nach 6 Wochen auf 6,7 ($\pm 5,5$).

Als Therapieerfolg (Response) wurde das Erreichen einer Punktzahl von 8 oder weniger in der Hamilton-Depressionsskala definiert. Die Rate der Patienten mit einem entsprechenden Therapieerfolg beträgt nach 2 Wochen 25,3%, nach 4 Wochen 46,2% und nach 6 Wochen 71,6% (Tabelle 5).

Die Verlaufskurve der selbstbeurteilten Depressivität im BDI (Abb.3) bzw. DS (Abb.4) läuft der mit der Hamilton-Skala fremdbeurteilten Depressivität parallel, die prozentuale Abnahme der Depressivität nach 6 Wochen (bezogen auf den Ausgangswert vor Therapiebeginn) liegt in den Selbstbeurteilungsskalen allerdings etwas niedriger (DS: 45,5%; BDI: 44,9%) als in der Hamilton-Depressionsskala (68,5%) (Tabelle 6).

Der Effekt der Doxepintherapie auf das gestörte Schlafverhalten der Patienten ist in Tabelle 7 wiedergegeben.

Schon am ersten Kontrolltermin nach 2wöchiger Doxepinbehandlung zeigt sich eine drastische Verkürzung der Einschlafzeit und Verlängerung der Schlafdauer. Die Aufwachhäufigkeit verringerte sich kontinuierlich während der 6wöchigen Behandlung.

Tabelle 5. Rate von Therapierespondern nach 2, 4 und 6 Wochen Therapie. (Response ist definiert als das Erreichen eines Punktwertes von 8 oder weniger in der Hamilton-Depressionsskala)

Untersuchungszeitpunkt nach Therapiebeginn	% Responder
2 Wochen	25,3
4 Wochen	46,2
6 Wochen	71,6

4. Therapieprädiktion aufgrund von Ausgangsdaten

Die diagnostische Klassifikation der Depression nach ICD 9, NCS und MDI als endogen bzw. nichtendogen ist nicht prädiktiv für den

Tabelle 6. Verlauf der Depressivität in drei Depressionsskalen

Untersuchung	Summenscore Depressivitätsskala	Summenscore Beck-Depressionsinventar	Summenscore Hamilton-Depressionsskala
T_0	25,3	23,6	21,3
T_1 (2 Wochen)	19,4	18,8	14,0
T_2 (4 Wochen)	16,1	15,6	10,0
T_3 (6 Wochen)	13,8	13,0	6,7
% Besserung nach 6 Wochen	45,5	44,9	68,5

Tabelle 7. Selbstbeurteilung der Schlafqualität vor und während der Therapie mit 100 mg Doxepin/Tag

	Einschlafzeit			Schlafdauer				Aufwachhäufigkeit			
	weniger als 1 h	1–2 h	mehr als 3 h	weniger als 4 h	4–6	6–9	mehr als 9 h	0	1	2	häufiger als 4mal
Vor Therapie	40%	40%	20%	19%	53%	26%	2%	5%	25%	51%	19%
Nach 2 Wochen	69%	26%	5%	6%	39%	47%	8%	21%	29%	41%	9%
Nach 4 Wochen	73%	22%	5%	3%	40%	54%	3%	20%	33%	37%	10%
Nach 6 Wochen	80%	16%	4%	5%	25%	62%	8%	23%	44%	27%	6%

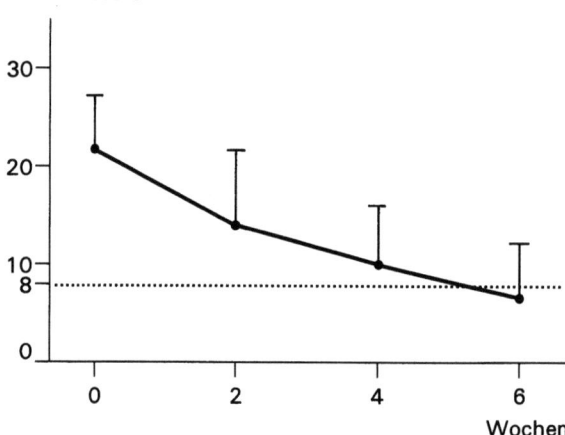

Abb. 2. Verlauf des Hamilton-Summenscores (Mittelwert + Standardabweichung). Ein Punktwert von 8 oder weniger ist als Therapieresponse definiert

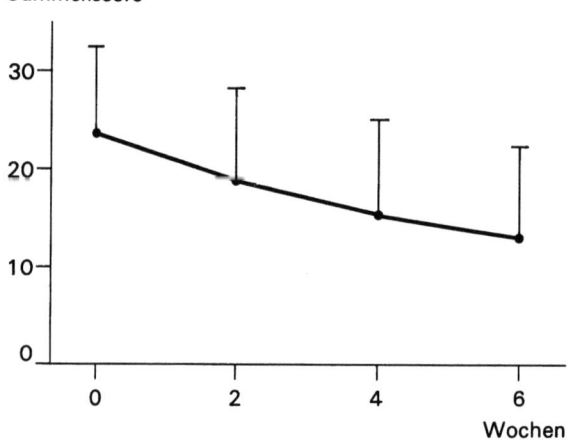

Abb. 3. Verlauf des Summenscores Beck-Depressionsinventar (Mittelwert + Standardabweichung)

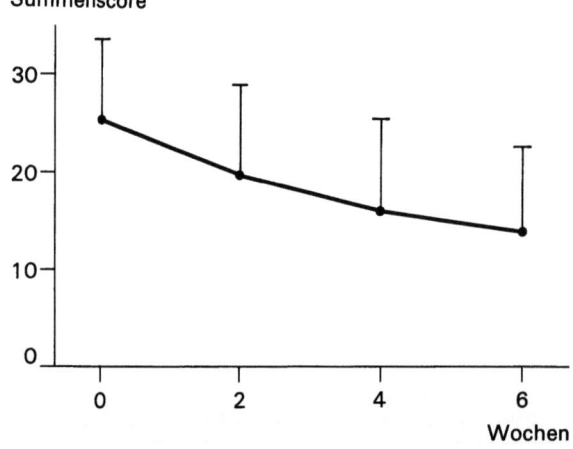

Abb. 4. Verlauf des Summenscores der Depressivitätsskala (Mittelwert + Standardabweichung)

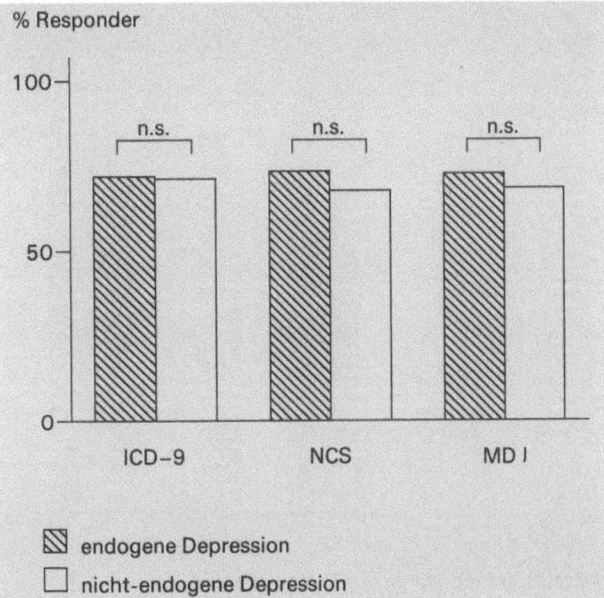

Abb. 5. Responseraten (Hamilton-Summenscore nach 6 Wochen ≤ 8) bei Patienten mit endogenen bzw. nichtendogenen Depressionen, klassifiziert nach drei Diagnosensystemen

Therapieerfolg nach 6 Wochen. Abb. 5 zeigt, daß die Responserate (HAMD ≤ 8 Punkte nach 6 Wochen) in allen drei Klassifikationssystemen bei endogenen und nichtendogenen Depressionen gleich hoch ist. In allen drei Diagnosesystemen ist der Hamilton-Summenscore vor Behandlungsbeginn jedoch bei den endogen Depressiven signifikant höher als bei den nichtendogen Depressiven (jeweils $p \leq 0{,}05$).

Die Aufteilung der 73 Patienten mit durchgängig auswertbaren Dexamethason-Suppressionstest-Ergebnissen zeigt ebenfalls keine prädiktive Kraft des DST bezüglich des Therapieresponse. Patienten mit initialer DST-Nonsuppression zeigen in 77% einen Therapieresponse nach 6 Wochen, Patienten mit einer DST-Suppression sind in 66% der Fälle Responder. Dieser Unterschied ist statistisch nicht signifikant. Die Mittelwerte in der Hamilton-Depressionsskala liegen bei DST-Nonsuppressoren (6,9) und DST-Suppressoren (7,5) nach 6 Wochen gleich hoch. DST-Nonsuppressoren starten dabei mit etwas höheren Ausgangswerten (24,6 versus 20,7); dieser Unterschied ist jedoch statistisch nicht signifikant.

Für folgende vor Behandlungsbeginn erhobene Variablen läßt sich keine Beziehung zum Therapieresponse nach 6 Wochen feststellen: Alter; Geschlecht; Körpergewicht; Körpergröße; Vorbehandlung mit Psychotherapie, Psychopharmakotherapie, Elektrokrampftherapie; Gesamtdauer der aktuellen depressiven Episode.

Eine positive Beziehung zum Therapieresponse findet sich dagegen für folgende fünf Variablen:

1) Keine abweichende Persönlichkeit (definiert nach der Newcastle-Skala, Item 1, Ausprägung 0 oder 1).
2) Gewichtsverlust (definiert nach Newcastle-Skala, Item 4, Ausprägung 1 oder 2).
3) Erkennbare Angst während der Exploration (definiert nach Newcastle-Skala, Item 7, Ausprägung 1 oder 2).
4) Kein Beschuldigen anderer Menschen (definiert nach Newcastle-Skala, Item 9, Ausprägung 0 oder 1).
5) Weniger als vier frühere depressive Episoden (allgemeine Anamneseerhebung).

Die Beziehung dieser Prädiktoren zum Therapieresponse ist jeweils auf dem 5%-Niveau signifikant.

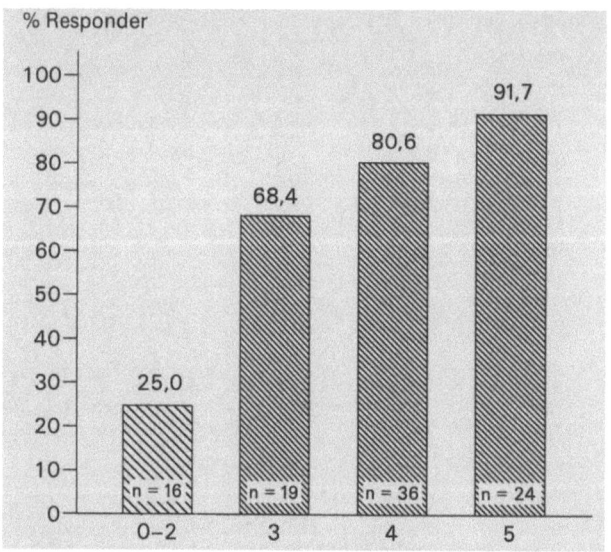

Abb. 6. Responseraten (Hamilton-Summenscore nach 6 Wochen ≤ 8) bei Patienten mit unterschiedlicher Anzahl positiver Prädiktoren vor Therapiebeginn

Anzahl der Prädiktoren vor Therapiebeginn

Für jeden der 95 Patienten wurde ausgezählt, wieviel der eben genannten 5 prädiktiven Variablen er zum Zeitpunkt T 0 erfüllte. Patienten mit 0 bis 2, 3, 4 und 5 erfüllten Prädiktoren wurden jeweils zu Untergruppen zusammengefaßt und bezüglich der Rate von Remissionen nach 6wöchiger Therapie (HAMD ≤ 8) ausgewertet. Abbildung 6 zeigt ein Ansteigen der Remissionsrate in Abhängigkeit von der Anzahl vorhandener Prädiktoren. Patienten mit weniger als 3 Prädiktoren zeigen nur in 25% der Fälle einen Therapieresponse nach 6 Wochen. Bei Patienten mit 3, 4 bzw. 5 Prädiktoren steigt die Responserate auf 68,4, 80,6 bzw. 91,7% an.

5. Prädiktion aufgrund von Verlaufsdaten

Verlaufsveränderungen nach 2wöchiger Therapie erwiesen sich in bezug auf zwei Variablen als prädiktiv für einen Therapieresponse nach 6 Wochen:
1) Patienten mit einer initialen DST-Nonsuppression, die nach 2wöchiger Therapie im DST supprimierbar wurden, weisen eine höhere Responserate auf, als die restlichen Patienten ($p \leq 0,05$).

2) Patienten, die sich nach 2wöchiger Therapie im HAMD-Punktwert um mehr als 30% (bezogen auf den Ausgangswert) gebessert hatten, weisen ebenfalls eine höhere Responserate nach 6 Wochen auf als solche Patienten, deren 2-Wochen-Besserung unter 30% lag. Der Verlauf der HAMD-Mittelwerte für beide Untergruppen ist in Abb. 7 dargestellt.

Diskussion

Die Häufigkeitsunterschiede endogener Depressionen in Abhängigkeit vom angewendeten Klassifikationssystem decken sich völlig mit dem, was in verschiedenen Untersuchungen (Andreasen et al. 1984; Davidson et al. 1984b; Philipp und Maier 1985) mit diesen Klassifikationssystemen an stationären Gruppen depressiver Patienten gefunden wurde: Im Vergleich zur klinischen Diagnose ist die Newcastle-Skala etwas restriktiver und der Michigan-Diskriminationsindex etwas expansiver bezüglich der Diagnose einer endogenen Depression.
Bei einer mittleren Sensitivität um 50% liegt

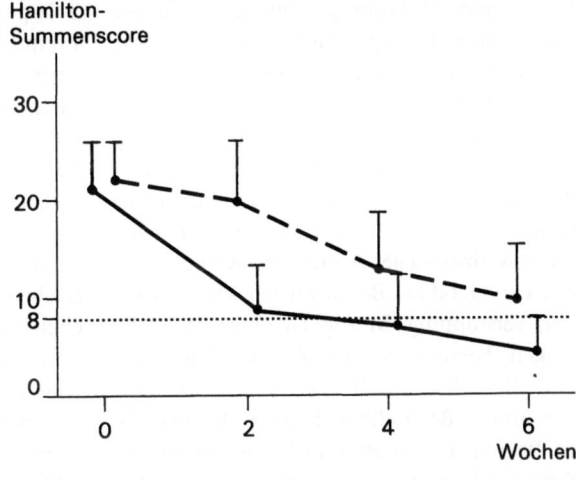

Abb. 7. Verlauf des Hamilton-Summenscores bei Patienten mit und ohne Besserung nach 2 Wochen um mehr als 30%. Ein Punktwert von 8 oder weniger ist als Therapieresponse definiert

die diagnostische Spezifität des Dexamethason-Suppressionstestes in dieser Untersuchung mit Werten zwischen 68 und 82% weit unter jener von 95%, die ursprünglich von Carroll (1980) berichtet wurde. Sie deckt sich aber mit neueren klinischen Untersuchungen, die ebenfalls in einer nur geringen diagnostischen Spezifität des DST resultierten (Philipp et al. 1985). In einer bezüglich der DST-Durchführung modifizierten klinischen Studie an 77 stationären Patienten mit depressiven Syndromen (1,5 mg Dexamethason, Kortisolbestimmung um 8, 16 und 23 Uhr) wurde von Philipp et al. (1985) für die hier verwendeten Klassifikationssysteme ICD 9, NCS und MDI eine Sensitivität von 47,9, 50,0 bzw. 41,5% und eine Spezifität von 89,7, 80,5 bzw. 83,3% sowie ein prädiktiver Wert von 82,2, 71,9 und 71,4% ermittelt. Die über unsere ambulanten Patienten ermittelten Befunde entsprechen also größenordnungsmäßig denen stationärer Patienten und belegen erneut, daß der prädiktive Wert einer DST-Nonsuppression auch im Falle einer 50%igen Prävalenz endogener Depressionen viel zu niedrig ausfällt, um für praktisch-diagnostische Zwecke herangezogen zu werden.

Trotz des hohen methodischen Aufwands hat mit 80,5% der ursprünglich 118 Patienten ein erstaunlich großer Anteil der Patienten die Studie komplettieren können. Die für den Studienabbruch der 22 Patienten maßgeblichen Gründe verteilen sich im Bereich jener Kategorien von nachträglicher Erkennung körperlicher Ausschlußkriterien, mangelnder Patientencompliance, Notwendigkeit akuter Klinikeinweisung, Medikamentenunverträglichkeit und vorzeitiger Beendigung wegen schneller Remission, die von vornherein hatten erwartet werden müssen. Die Nichtberücksichtigung von 3 Patienten mit Studienabbruch wegen mangelnden Therapieerfolgs und 1 Patienten mit Studienabbruch wegen schneller Remission sind zahlenmäßig so gering, daß ihre Vernachlässigung bei der Endauswertung der 96 Patienten, die die Studie vollendet haben, zu keiner relevanten Verzerrung der Ergebnisse führt. Auch der Studienabbruch von 6 Patienten aufgrund mangelnder medikamentöser Verträglichkeit erscheint gering, wenn man bedenkt, daß die Studie mit einer bezüglich der Untergrenze starren Dosierung von 100 mg durchgeführt wurde, diese Dosis schon nach 3 Tagen erreicht werden mußte und erfahrungsgemäß gerade in der ambulanten Therapie viele Patienten nicht bereit sind, die anticholinergen und antiadrenergen Begleitwirkungen trizyklischer Antidepressiva, die bei einer solchen Dosierung aufzutreten pflegen, zu tolerieren. In diesem Zusammenhang sei betont, daß die überwiegende Mehrzahl der als typische Begleitwirkungen trizyklischer Antidepressiva üblicherweise aufgefaßten Beschwerden wie Schwindel, Verstopfung, Müdigkeit unter der 6wöchigen Therapie an Häufigkeit abnehmen. Lediglich die Mundtrockenheit wurde am Schluß der Behandlung häufiger beklagt als zu Beginn. Dieser Befund belegt erneut die Schwierigkeit, bei Beschwerden dieser Art zu differenzieren, ob sie primär Begleitsymptome der Krankheit oder als Ausdruck von Medikamenten-Begleitwirkungen aufzufassen sind. Die Verbesserung der Schlafqualität bestätigt die Nützlichkeit der abendlichen Einmaldosierung sedierender Antidepressiva.

Der Anteil von Patienten mit einer klinischen Vollremission (gemessen an einer Punktzahl der Hamilton-Depressionsskala von 8 oder weniger nach 6 Wochen Therapie) liegt mit 72% in völliger Übereinstimmung mit den Befunden der internationalen Literatur zur Responserate stationärer und ambulanter depressiver Patienten auf trizyklische Antidepressiva (Benkert u. Hippius 1985). Obwohl diese Studie nicht darauf angelegt war, die Wirksamkeit von Doxepin in der Behandlung ambulanter depressiver Patienten zu evaluieren, scheint eine Responserate von annähernd 72% dennoch die Aussage zu rechtfertigen, daß mit der hier angewendeten offenen Dosierung von 100 mg/Tag ein klinisch befriedigendes Resultat erzielt werden konnte.

Die Abnahme der Depressivität während des 6wöchigen Therapiezeitraums spiegelt sich nicht nur in der Erfolgserwartung gegenüber besonders anfälliger Fremdbeurteilung, sondern auch in der Selbstbeurteilung der Patienten wider. Daß die prozentuale Besserung der Selbstbeurteilung dabei mit etwas unter 50% geringer ausfällt als mit über 60% in der Fremdbeurteilung, stellt ein in der Antidepressiva-Evaluationsforschung geläufiges Phänomen dar, und spricht nicht gegen das in Evaluationsstudien allgemein übliche Vorgehen, sich bei der Beurteilung des Therapieresponse auf die Fremdbeurteilung zu beziehen.

Zum eigentlichen Studienziel, nämlich der Suche nach Prädiktoren des Therapieansprechens auf Doxepin, ergaben sich teilweise unerwartete Ergebnisse. Die diagnostische Klassifikation in endogene bzw. nichtendogene Depressionen ergab in keinem der drei verwendeten Klassifikationssysteme eine prädiktive Beziehung zum Therapieresponse nach 6 Wochen. Während sich die bisherigen, widersprüchlichen Aussagen der Literatur fast ausschließlich auf stationäre Patientengruppen beziehen (gleiche Wirksamkeit von Antidepressiva bei endogenen und nichtendogenen Depressionen: Abraham et al. 1963; Ball u. Kiloh 1959; Friedmann et al. 1961; Kupfer u. Spiker 1981; Rose u. Westhead 1967; Spear et al. 1964; besseres Ansprechen endogener Depressionen: Ayd 1960; Azima 1959; Dally 1961; Deykin u. DiMascio 1972; Kiloh et al. 1962; Paykel 1972; Paykel et al. 1973; Raskin et al. 1970; Raskin u. Crook 1976; Wilson et al. 1967), was möglicherweise mit der Wirksamkeit unterschiedlicher Selektionsfaktoren zusammenhängen könnte, scheint das hier erbrachte Ergebnis einer gleichen Wirksamkeit von Doxepin bei endogenen und nichtendogenen Depressionen deshalb von großer Bedeutung zu sein, als es an einem nichtselektierten ambulanten Patientengut erhoben wurde, welches als repräsentative Stichprobe des Klientels nervenärztlicher Praxen gelten kann. Trotzdem kann dieser Befund nicht generalisiert werden. Die Aussage, daß nichtendogene Depressionen in der ambulanten Therapie grundsätzlich genausogut auf jedwede Antidepressiva ansprechen wie endogene Depressionen, darf aus diesem Befund sicherlich nicht gezogen werden. Diese Aussage gilt vielmehr ausschließlich für die in der hier vorliegenden Dosie-

rung von 100 mg/Tag vorgenommene Behandlung mit Doxepin. Für andere Antidepressiva trizyklischer und nichttrizyklischer Natur könnten durchaus andere Ergebnisse resultieren. Dies muß jedoch für jede Substanz gesondert evaluiert werden.
Während sich mit diesem Befund auf der einen Seite die diagnostische Klassifikation aus dem Kreis möglicher Therapieprädiktoren herausgelöst hat, bleibt für die praktische Therapie die wichtige Aussage stehen, daß nichtendogene Depressionen, die in der ambulanten Depressionsbehandlung den überwiegenden Anteil der Patienten ausmachen, die gleiche Chance eines Therapieerfolgs unter Doxepin haben wie endogene Depressionen. Ob sich hinter diesem Ergebnis allerdings zwei andere Trends verstecken, nämlich eine höhere Spontanremissionsrate nichtendogener Depressionen, die eine niedrigere Responserate auf Doxepin lediglich kompensiert, so daß in der Aufsummierung der spontanen und der medikamentös bedingten Responder letztendlich die gleiche Erfolgsrate resultiert wie bei endogenen Depressionen, kann am vorliegenden Material nicht geklärt werden. Hierzu bedürfte es einer doppelblinden placebokontrollierten Studie, für die es nach heutigem Erkenntnisstand über die Wirksamkeit trizyklischer Antidepressiva jedoch kaum eine ethische Rechtfertigung gäbe.
Die Hoffnung, mit dem Dexamethason-Suppressionstest einen einfachen biologischen Marker in der Hand zu haben, der u. a. eine Vorhersage des Therapieerfolgs auf Doxepin erlauben würde, hat sich nicht bestätigt. Die hierzu vorliegende Literatur war bislang ebenfalls widersprüchlich (positiver prädiktiver Wert einer DST-Nonsuppression: Brown et al. 1979; Beckmann et al. 1984; negativer prädiktiver Wert einer DST-Nonsuppression: McLeod 1972; keine Beziehung zwischen DST und Therapieresponse: Carroll 1980). Eine systematische Evaluation des prädiktiven Werts des Dexamethason-Suppressionstests an einem für nervenärztliche Praxen repräsentativen Patientengut lag bisher jedoch noch nicht vor. Der Verlauf des DST unter der Therapie bestätigt jedoch jene an stationären Patienten gewonnene Erkenntnis, nach welcher die Normalisierung einer initialen DST-Nonsuppression der klinischen Remission einige Wochen vorausgeht und insofern zur Streckenprognose herangezogen werden kann (Holsboer 1983; Greden et al. 1983): DST-Nonsuppressoren, die nach 2wöchiger Doxepintherapie eine Normalisierung des DST zeigen, weisen eine signifikant höhere Responserate auf als die übrigen Patienten. Der streckenprognostische Wert des DST ist allerdings an das Vorliegen einer initialen DST-Nonsuppression gebunden. Da ein solcher DST-Befund jedoch nur bei 36% unserer Patienten erhoben werden konnte, engt sich die Anwendbarkeit des DST für die Streckenprognose deutlich ein. Angesichts der im folgenden zu diskutierenden prädiktiven Kraft anderer, klinisch zu ermittelnder Prädiktoren, muß bezweifelt werden, ob die ambulante Anwendung serieller Untersuchungen des DST im Therapieverlauf angesichts der nicht geringen Kosten dieser Untersuchung einen hinreichenden Nutzen bringt.
Als positive Überraschung kann die Ermittlung von 5 einfach zu erhebenden anamnestischen und psychopathologischen Merkmalen gelten, die jedes für sich in einer signifikanten Beziehung zu einem positiven Therapieresponse nach 6 Wochen stehen und in ihrer synoptischen Betrachtung die Identifizierung jener Extremgruppen erlauben, die entweder fast vollständig remittieren (beim Vorliegen aller 5 Prädiktoren) oder aber in ¾ der Fälle keine Remission zeigen (weniger als 3 Prädiktoren). Nimmt man als weiteren, einfach zu handhabenden Verlaufsprädiktor die Besserung der Depressivität nach 2 Wochen um mehr als 30%, gemessen an der Hamilton-Depressionsskala, noch hinzu, so steht nach den Ergebnissen dieser Studie eine ganze Batterie von leicht zu erhebenden Prädiktoren zur Verfügung, die das Ansprechen ambulanter depressiver Patienten auf Doxepin vorherzusagen gestatten. Auch hier muß wiederum die Einschränkung gemacht werden, daß diese

Befunde – abgesehen von der Notwendigkeit ihrer Kreuzvalidierung an einer unabhängigen Stichprobe – nicht notwendigerweise auch für andere Antidepressiva gelten. Das vorliegende Befundmaterial erlaubt keine Aussage darüber, ob es sich bei den genannten 5 Ausgangsprädiktoren (keine abweichende Persönlichkeit, Gewichtsabnahme, in der Exploration erkennbare Angst, kein Beschuldigen anderer Menschen, nicht mehr als 3 frühere depressive Episoden) um Variablen handelt, die in einer Beziehung zur hypothetischen generellen Remissionsbereitschaft depressiver Syndrome stehen, oder ob es sich um Variablen handelt, die in einer Beziehung zur selektiven Ansprechbarkeit depressiver Syndrome auf Doxepin stehen. Auch diese Frage kann erst durch Prädiktorstudien beantwortet werden, welche mehrere Antidepressiva mit möglichst unterschiedlichem pharmakologischen Wirkungsmechanismus einbeziehen.

Die Ermittlung von Prädiktoren des Therapieerfolgs auf gegebene Antidepressiva ist zweifellos ein wichtiger Schritt in der Erforschung jener Bedingungsfaktoren, die für das Ansprechen bzw. Nichtansprechen depressiver Patienten auf Antidepressiva verantwortlich sind. Ein therapeutischer Gewinn für den Einzelfall ist mit der Verfügbarkeit von Prädiktoren jedoch noch nicht unmittelbar gegeben. Zwar mag es durchaus befriedigen, bei einem Patienten vorhersagen zu können, daß er nach Gabe eines bestimmten Antidepressivums einen Therapieerfolg erleben wird. Es sind jedoch nicht die Therapieresponder, die von einer Vorhersage des zu erwartenden Response profitieren; sie werden ohnehin remittieren. Ein wirklicher therapeutischer Nutzen ist nur dort zu ziehen, wo ein Nichtansprechen auf ein Antidepressivum und gleichzeitig die Überlegenheit eines alternativen Therapieverfahrens vorausgesagt werden kann.

Gibt es aber solche Therapiealternativen? Wie hätte man jene Patienten anders behandeln sollen, die – bei Vorliegen von weniger als 3 Prädiktoren – in weniger als 25% einen Therapieerfolg zu erwarten hatten? Sind es solche Patienten, die ein anderes Antidepressivum mit einem anderen pharmakologischen Wirkprofil gebraucht hätten, um zu respondieren? Oder sind es jene Patienten, die auf alle Antidepressiva schlecht ansprechen und eher von einer psychotherapeutischen Intervention profitiert hätten? Sind es schließlich jene Patienten, die auf keinerlei pharmako- oder psychotherapeutische Strategie ansprechen und – zumindest für längere Zeitstrecken – aus noch unbekannten Gründen therapieresistent bleiben? Diese Fragen machen deutlich, daß die Prädiktorforschung nicht bei der Ermittlung von Therapierespondern stehen bleiben darf, sondern sich in einem notwendigen zweiten Untersuchungsschritt intensiv um die Bedingungen des Nichtansprechens auf ein gegebenes Antidepressivum bemühen muß. Dies wird die Voraussetzung dafür sein, jene Patienten herausfinden zu können, denen im Falle einer schlechten Therapieprognose auf ein bestimmtes Antidepressivum eine andere, bessere Therapiestrategie vorgeschlagen werden kann.

Zusammenfassung

Ziel der vorliegenden Untersuchung war die Ermittlung von biologischen und psychopathologischen Prädiktoren, die das Ansprechen ambulant behandelter depressiver Patienten auf Doxepin vorherzusagen erlauben. 96 Patienten mit einem behandlungsbedürftigen depressiven Syndrom neurotischer oder endogener Genese (ICD 9) wurden über einen Zeitraum von 6 Wochen von niedergelassenen Nervenärzten mit 100 mg Doxepin/ Tag (= 1 × 2 Lacktabletten Aponal forte) behandelt. Als Vollremission wurde ein Absinken des Punktwerts in der Hamilton-Depressionsskala nach 6 Wochen auf 8 oder weniger Punkte definiert. 72% der Patienten zeigten nach 6wöchiger Doxepintherapie eine Vollremission. Entgegen der Erwartung erwies sich die Diagnose „endogene Depression" nicht als prädiktiv für einen Therapieerfolg: endogen und nichtendogen depressive Patienten zeigten keine signifikanten Unterschiede in der Häufigkeit von Patienten mit einer Vollremission. Diese Ergebnisse sind unabhängig davon, ob die Diagnose klinisch nach ICD 9 oder operationalisiert nach der Kriterienliste der Newcastle-Skala bzw. des Michigan-Diskriminationsindex gestellt worden war. Als positive Therapieprädiktoren konnten dagegen die folgenden psychopathologischen und anamnestischen Merkmale ermittelt werden: keine abweichende Persönlichkeit (Newcastle-Skala, Item 1), Gewichtsverlust (Newcastle-Skala, Item 4), erkennbare Angst während der Exploration (Newcastle-Skala, Item 7), kein Beschuldigen anderer Menschen (Newcastle-Skala, Item 9), weniger als vier frühere depressive Episoden (allgemeine Anamnese). Patienten, die alle fünf genannten Prädiktoren erfüllten, zeigten fast durchgängig (91,7%) eine Vollremission nach 6wöchiger Doxepinbehandlung. Die biologischen und psychopathologischen Veränderungen der ersten beiden Behandlungswochen ließen ebenfalls den letztendlichen Therapieerfolg nach 6 Wochen vorhersagen: Eine Normalisierung des initial pathologischen Dexamethason-Suppressionstestes nach 2 Wochen und eine Besserung in der Hamilton-Depressionsskala nach 2 Wochen um mehr als 30% des Ausgangswerts erwiesen sich als positive Prädiktoren des Therapieerfolgs mit Doxepin.

Danksagung

An dieser Stelle möchten wir den Prüfärzten unseren besonderen Dank aussprechen, da durch ihr Engagement und ihren persönlichen Einsatz die Durchführung dieser Studie erst ermöglicht wurde.

Literatur

Abraham HC, Kanter VB, Rosen I, Standen JL (1963) A controlled clinical trial of Imipramine (Tofranil) with out-patients. Br J Psychiatry 109: 286

Andreasen NC, Reich T, Scheftner W, Hirschfeld RMA, Coryell W (1984) Endogenous versus nonendogenous depression: validation through family studies. Clin Neuropharmacol 7 [Suppl 708]

Angst J (1961) A clinical analysis of the effects of Tofranil in depression. Longitudinal and follow-up studies. Treatment of bloodrelations. Psychopharmacologia 2: 381

Angst J (1963) Antidepressive Behandlung im Längsschnitt (Anamnesen und Katamnesen). Schweiz Rdsch Med 34: 1044

Angst J (1965) Zur Prognose antidepressiver Behandlungen. Anglogerm Med Rev 2: 733

Angst J, Baumann U, Hippius H, Rothweiler R (1974) Clinical aspects of resistance to Imipramine therapy. Pharmakopsychiatry 7: 211

Angst J, Varga E, Shepherd M (1967) Preliminary report of a retrospective study of the treatment of depression. In: Bill H, Cole JO, Deniker P, Hippius A, Bradley PB (eds) Neuropsychopharmacology, Vol 5. Excerpta Medica, Amsterdam

Ayd FJ (1960) Amitriptyline (Elavil) therapy for depressive reactions. Psychosomatics 1: 320

Azima A (1959) Imipramine (Tofranil): A new drug for the depressed. Canad Med Ass J 80: 535

Ball JRB, Kiloh LG (1959) A controlled trial of Imipramine in treatment of depressive states. Br Med J 2: 1052

Bech P, Gram LF, Reisby N, Rafaelsen OJ (1980) The WHO depression scale: relationship to the Newcastle scales. Acta Psychiatr Scand 62: 140

Beck AT, Ward CH, Mendelson M, Mock J, Erbaugh J (1961) An inventory for measuring depression. Arch Gen Psychiatry 4: 561

Beckmann H (1981) Die medikamentöse Therapie der Depressionen. Nervenarzt 52: 135

Beckmann H, Holzmüller B, Fleckenstein P (1984) Clinical investigations into antidepressive mechanisms. II. Dexamethasone suppression test predicts response to nomifensine or amitriptyline. Acta Psychiatr Scand 70: 342

Benkert O, Hippius H (1985) Psychiatrische Pharmakotherapie, 4. Aufl. Springer, Berlin Heidelberg New York Tokyo

Brown WA, Johnston R, Mayfield D (1979) The 24 hour dexamethasone suppression test in a clinical setting: relationship to diagnosis, symptoms and response to treatment. Am J Psychiatry 136: 543

Carney MWP, Roth M, Garside RF (1965) The diagnosis of depressive syndromes and the prediction of ECT response. Br J Psychiatry 111: 659

Carroll BJ (1980) Implications of biological research for the diagnosis of depression. In: Mendlewicz J (ed) New advances in the diagnosis and treatment of depressive illness. Excerpta Medica, Amsterdam

Carroll BJ, Feinberg M, Greden JF et al. (1981) A

specific laboratory test for the diagnosis of melancholia. Standardization, validation and clinical utility. Arch Gen Psychiatry 38: 15

Cleveland EJ, Townsend FR (1960) Home treatment of depression with Imipramine (Tofranil). Canad Med Assoc J 83: 532

Dally PJ (1961) Comparison of antidepressant drugs in depressive illness. Lancet I: 18

Davidson J, Lipper S, Zung WWK, Stickland R, Krishnan R, Mahorney S (1984a) Validation of four definitions of melancholia by the dexamethasone suppression test. Am J Psychiatry 141: 1220

Davidson J, Turnball C, Strichland R, Belgear M (1984b) Comparative diagnostic criteria for melancholia and endogenous depression. Arch Gen Psychiatry 41: 506

Deykin EY, DiMascio A (1972) Relationship of patient background characteristics to efficacy of pharmacotherapy in depression. J Nerv Ment Dis 155: 209

Downing RW, Rickels K (1972) Predictors of Amitriptyline response in outpatient depressives. J Nerv Ment Dis 154: 248

Feinberg M, Carroll BJ (1982) Separation of subtypes of depression using discriminant analysis. I. Separation of unipolar endogenous depression from non-endogenous depression. Br J Psychiatry 140: 384

Feinberg M, Carroll BJ (1983) Separation of bipolar endogenous depression from nonendogenous („neurotic") depression. J Affect Dis 5: 129

Fleminger JJ, Groden BM (1962) Clinical features of depression and the response to Imipramine („Tofranil"). J Ment Sci 108: 101

Friedmann C, De Mowbray MS, Hamilton V (1961) Imipramine (Tofranil) in depressive states. A controlled trial with in-patients. J Ment Sci 107: 948

Glassman AH, Kantor SJ, Shostak M (1975) Depression, delusions and drug response. Am J Psychiatry 132: 716

Greden JF, Gardner R, King D, Grunhaus L, Carroll BJ, Kronfol Z (1983) Dexamethasone suppression test in antidepressant treatment of melancholia. The process of normalization and test-retest reproducibility. Arch Gen Psychiatry 40: 493

Hamilton M (1960) A rating scale for depression. J Neurol Neurosurg Psychiatry 23: 56

Hamilton M (1974) Prediction of response to E. C. T. in depressive illness. In: Angst J (ed) Classification and prediction of outcome of depression. Schattauer, Stuttgart New York, pp 273-279

Hollister LE, Overall JE, Johnson M, Pennington V, Katz G, Shelton J (1964) Controlled comparison of Amitriptyline, Imipramine and placebo in hospitalized depressed patients. J Nerv Ment Dis 139: 370

Hollister LE, Overall JE (1965) Reflections on the specificity of action of anti-depressants. Psychosomatics 6: 361

Holsboer F (1983) Prediction of clinical course by dexamethasone suppression test (DST) response in depressed patients - physiological and clinical construct validity of the DST. Pharmacopsychiatry 16: 186

Hordern A, Holt NF, Burt CG, Gordon WF (1963) Amitriptyline in depressive states. Phenomenology and prognostic considerations. Br J Psychiatry 109: 815

Kiloh LG, Ball JR, Garside RF (1962) Prognostic factors in treatment of depressive states with Imipramine. Br Med J 2: 1225

Kunz I (1959) Zur medikamentösen Behandlung depressiver Syndrome mit Tofranil. Ärztl Wochenschr 14: 332

Kupfer DJ, Spiker DG (1981) Refractory depression: Prediction on non-response by clinical indicators. J Clin Psychiatry 42: 307

Lesse S (1960) The evaluation of Imipramine hydrochloride in the ambulatory treatment of depressed patients. J Neuropsychiatry 1: 246

McLean REG, Noack CH, Christie GL (1960) Outpatients treatment of depression with Imipramine („Tofranil"): A preliminary report. Med J Aust 1: 414

McLeod W (1972) Poor response to antidepressants and dexamethasone non-suppression. In: Davies B, Carroll B, Mawbray RM (eds) Depressive illness: Some research studies. Thomas, Springfield/Ill.

Pakesch E, Hladik F, Zelisko H (1960) Das Tofranil in der klinischen Behandlung der Melancholie. Wien Med Wochenschr 110: 268

Paykel ES (1972) Depressive typologies and response to Amitriptyline. Br J Psychiatry 120: 147

Paykel ES, Prusoff BA, Klerman GI, Haskell D, DiMascio A (1973) Clinical responses to Amitryptiline among depressed women. J Nerv Ment Dis 156: 149

Philipp M, Beyer J, Happ J, Krause U (1979) Endokrinologische Vorhersage der Therapieansprechbarkeit depressiver Patienten auf Lofepramin. Arch Psychiatr Nervenkr 227: 71

Philipp M, Maier W (1985) Operational diagnosis of endogenous depression I. Comparison with clinical diagnosis. Pharmacopsychiatry 18: 112

Philipp M, Maier W, Holsboer F (1985) Psychopathological correlates of plasma cortisol after dexamethasone suppression: A polydiagnostic approach. Psychoneuroendocrinology (in press)

Raskin A, Schulterbrandt JG, Boothe H, Reatig N, McKean JJ (1970) Treatment, social and psychiatric history variables related to symptom reduction in hospitalized depressions. In: Wittenborn JR, Goldberg SC, May PRA (eds) Psychopharmacology and the individual patient. Raven Press, New York, pp 135-159

Raskin A, Boothe H, Schulterbrandt JG, Reatig N, Odle D (1973) A model for drug use with depressed patients. J Nerv Ment Dis 156: 130

Raskin A, Crook TH (1976) The endogenous-neurotic distinction as a predictor of response to antidepressant drugs. Psychol Med 6: 59

Rickels K, Ward CH, Shut L (1964) Different populations, different drug response. Am J Med Sci 247: 328

Robin AA, Langley GE (1964) A controlled trial of Imipramine. Br J Psychiatry 110: 419

Rose JT, Westhead TT (1967) Treatment of depression. A comparative trial of Imipramine and Desipramine. Br J Psychiatry 113: 659

Spear FG, Hall P, Stirland JD (1964) A comparison of subjective responses to Imipramine and Tranylcypromine. Br J Psychiatry 110: 53

Schmitt W (1959) Pharmacopsychiatric contribution to the differential typology of endogenous depressions: Trials with an Iminodibenzyl derivative. In: Bradley PB, Deniker P, Radouco-Thomas C (eds) Neuro-Psychopharmacology (Proceedings of the First Intern. Congress of Neuro-Pharmacology. Rome, Sept. 1958). Elsevier, Amsterdam - London - New York - Princeton, pp 658-686

Stoller A (1960) „Tofranil" - A new anti-depressant drug. Med J Aust 1: 412

Waldron J, Bates TJN (1965) The management of depression in hospital. A comparative trial of Desipramine and Imipramine. Br J Psychiatry 111: 511

Wilson IC, Rabon AM, Buffaloe WJ (1967) Imipramine therapy in depressive syndromes: prediction of therapeutic out-come. Psychosomatics 8: 203

Wirz-Justice A, Pühringer W, Hole G (1976) Sleep deprivation and clomipramine in endogenous depression. Lancet II: 23

Wittenborn JR (1966) Factors which qualify the response to Iproniazed and Imipramine. In: Wittenborn JR, May PR, May A (eds) Prediction of response to pharmacotherapy. Thomas, Springfield, pp 125-146

Wittenborn JR (1973) Approaches to the predictive problem. J Nerv Ment Dis 156: 75

Wittenborn JR, Kiremitci N (1975) A comparison of antidepressant medications in neurotic and psychotic patients. Arch Gen Psychiatry 32: 1172

Woggon B (1983) Prognose der Psychopharmakotherapie. Enke, Stuttgart

Zerssen D von (unter Mitarbeit von Koeller D-M) (1976) Klinische Selbstbeurteilungs-Skalen (KSb-S) aus dem Münchener Psychiatrischen Informations-System (PSYCHIS München). Paranoid-Depressivitäts-Skala, sowie Depressivitäts-Skala-Manual. Beltz, Weinheim

If you have any concerns about our products,
you can contact us on
ProductSafety@springernature.com

In case Publisher is established outside the EU,
the EU authorized representative is:
**Springer Nature Customer Service Center GmbH
Europaplatz 3, 69115 Heidelberg, Germany**

Printed by Libri Plureos GmbH
in Hamburg, Germany